BEI GRIN MACHT SICH IHR WISSEN BEZAHLT

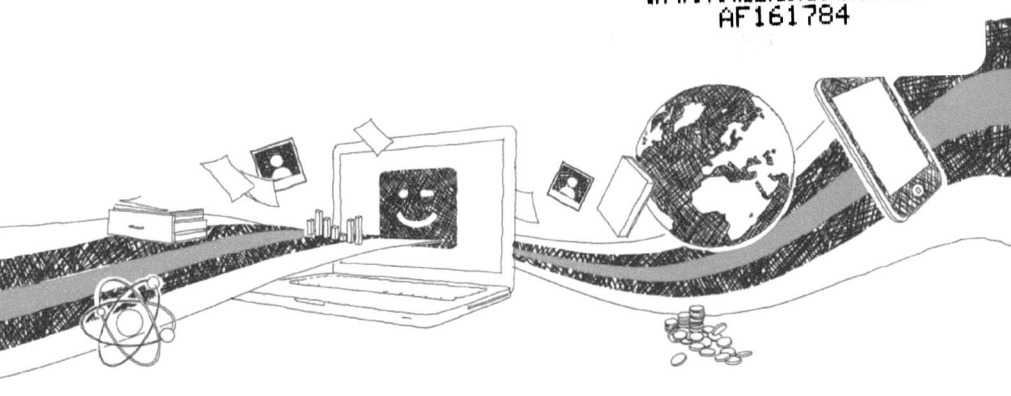

- Wir veröffentlichen Ihre Hausarbeit, Bachelor- und Masterarbeit
- Ihr eigenes eBook und Buch - weltweit in allen wichtigen Shops
- Verdienen Sie an jedem Verkauf

Jetzt bei www.GRIN.com hochladen und kostenlos publizieren

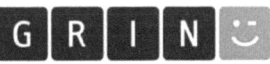

Bibliografische Information der Deutschen Nationalbibliothek:

Die Deutsche Bibliothek verzeichnet diese Publikation in der Deutschen Nationalbibliografie; detaillierte bibliografische Daten sind im Internet über http://dnb.d-nb.de/ abrufbar.

Dieses Werk sowie alle darin enthaltenen einzelnen Beiträge und Abbildungen sind urheberrechtlich geschützt. Jede Verwertung, die nicht ausdrücklich vom Urheberrechtsschutz zugelassen ist, bedarf der vorherigen Zustimmung des Verlages. Das gilt insbesondere für Vervielfältigungen, Bearbeitungen, Übersetzungen, Mikroverfilmungen, Auswertungen durch Datenbanken und für die Einspeicherung und Verarbeitung in elektronische Systeme. Alle Rechte, auch die des auszugsweisen Nachdrucks, der fotomechanischen Wiedergabe (einschließlich Mikrokopie) sowie der Auswertung durch Datenbanken oder ähnliche Einrichtungen, vorbehalten.

Impressum:

Copyright © 2015 GRIN Verlag, Open Publishing GmbH
Druck und Bindung: Books on Demand GmbH, Norderstedt Germany
ISBN: 9783668389304

Dieses Buch bei GRIN:

http://www.grin.com/de/e-book/352242/glomerulonephritis-nach-operation-einer-totalendoprothese-von-huefte-oder

Mohammed Albittar

Glomerulonephritis nach Operation einer Totalendoprothese von Hüfte oder Knie

GRIN Verlag

GRIN - Your knowledge has value

Der GRIN Verlag publiziert seit 1998 wissenschaftliche Arbeiten von Studenten, Hochschullehrern und anderen Akademikern als eBook und gedrucktes Buch. Die Verlagswebsite www.grin.com ist die ideale Plattform zur Veröffentlichung von Hausarbeiten, Abschlussarbeiten, wissenschaftlichen Aufsätzen, Dissertationen und Fachbüchern.

Besuchen Sie uns im Internet:

http://www.grin.com/

http://www.facebook.com/grincom

http://www.twitter.com/grin_com

Universitätsklinikum Ulm

Zentrum für Innere Medizin

Klinik für Innere Medizin I

Ärztlicher Direktor: Prof. Dr. Thomas Seufferlein

Glomerulonephritis nach Operation einer Totalendoprothese von Hüfte oder Knie

Dissertation zur Erlangung des Doktorgrades der Medizin an der

Medizinischen Fakultät der Universität Ulm

vorgelegt von

Albittar Mohammed

aus Gaza

Ulm, 2015

Amtierender Dekan: Prof. Dr. T. Wirth

1. Berichterstatter: Prof. Dr. F. Keller

2. Berichterstatter: Prof. Dr. O. Zolk

Tag der Promotion: 15.12.2016

Meiner Familie

Inhaltsverzeichnis

Abkürzungsverzeichnis III

1 Einleitung 1

    1.1 Niere 2
        1.1.1 Funktionen der Niere 2
    1.2 Nierenerkrankung 2
        1.2.1 Autoimmunerkrankung 3
        1.2.2 Glomerulonephritis 3
        1.2.3 Rasche progressive Glomerulonephritis 5
    1.3 Die orthopädischen Implantate 6
        1.3.1 Endoprothese 6
        1.3.2 Werkstoffe/Werkstoffpaarungen 6
        1.3.3 Hüftgelenksprothesen und Kniegelenksprothesen 6
        1.3.4 Komplikationen einer TEP-implantation 7
    1.4 TEP als Konsequenz einer Immunsuppressions-Therapie bei GN 7
    1.5 Ziele dieser Arbeit 8

2 Material und Methoden 9

    2.1 Studiendesign 9
        2.1.1 Patientenauswahl 9
        2.1.2 Erhobene Patientendaten 9
        2.1.3 Statistische Methoden 10
        2.1.4 Verwendete Nierenwerte 10
        2.1.5 Nierenbiopsie 12
        2.1.6 Werte von Metallabrieb 12
        2.1.7 Zeit der TEP vor der Diagnosestellung und des Wechsels einer TEP 12
        2.1.8 Therapie Verlauf 12
        2.1.9 Einschlusskriterien 12
        2.1.10 Ausschlusskriterien 13
    2.2 Literaturrecherche 13

3 Ergebnisse 14

    3.1 Allgemeine Patientencharakteristika 14
    3.2 Durchführung der Patientenauswahl mittels SAP-Suchanfrage 15
    3.3 Patienten mit TEP-GN 18
    3.4 Zeitraum zwischen TEP vor GN-Diagnosestellung und TEP wechseln 23
    3.5 Nierenwerte vor und nach TEP-GN 25

4 Diskussion 36

    4.1 Diskussion der Ergebnisse 36
        4.1.1 Metallabrieb , Metallunverträglichkeit und Glomerulonephritis 36
        4.1.2 Infektion der TEP-Implantate und Glomerulonephritis 40
        4.1.3 Prothese wechseln 42
    4.2 Diskussion der Methodik 42
        4.2.1 Patientenauswahl 42
    4.3 Schlussfolgerung 43

5 Zusammenfassung 46

6 Literaturverzeichnis 48

Danksagung 54

Abkürzungsverzeichnis

AKI	Akute Nierenschädigung
ALVAL	Aseptic Lymphocyte-dominated Vasculitis Associated Lesion
ANCAs	Anti-Neutrophile cytoplasmatische Antikörper
GFR	Glomeruläre Filtrationsrate
GN	Glomerulonephritis
GN-TEP	Glomerulonephritis vor einer Totalendoprothese-Operation
ICD	International Statistical Classification of Diseases and Related Health
Krea	Kreatinin
M-M	Metall auf Metall
NS	Nephrotisches Syndrom
RPGN	Rasche progressive Glomerulonephritis
TEP	Totalendoprothese
TKR	Kniegelenksersatz
TEP-GN	Totalendoprothese-Operation danach Glomerulonephritis

1 Einleitung

Kann eine Glomerulonephritis nach einer Operation einer Totalendoprothese der Hüfte oder des Knies entstehen? Operationen von Hüft- und Knieersatzprothesen nehmen fast jedes Jahr in Deutschland zu (Kumar et al. 2013). Unter einer Totalendoprothese (TEP) wird ein künstlicher Gelenkersatz (Gelenkendoprothese) verstanden, wobei das komplette Gelenk ersetzt wird (Fritz et al. 2014). Laut dem Endoprotheseregister in Deutschland 2014 werden jährlich etwa 390.000 künstliche Hüftprothesen und Knieprothesen implantiert, gleichzeitig sind jedoch jährlich zirka 37.000 Wechseloperationen erforderlich. Über die Gründe ist bisher wenig bekannt (Joachim 2014). Die Komplikationen nach einem Hüft- oder Knieersatz wie zum Beispiel Prothesenlockerung, Prothesenabrieb oder Infektionen sind selten, stellen aber dennoch ein Risiko nach jedem gelenkersetzenden Eingriff dar (Gumpert 2014), (Fritz et al. 2014), (Van Rhee 2009).

Andererseits ist die Glomerulonephritis die zweithäufigste Ursache für ein Nierenversagen. In Deutschland führen 15 % der Glomerulonephritis nach einem Nierenversagen zu einer Dialysepflicht oder Nierentransplantation. Die Ursache ist von dem Immunsystem abhängig. Es entstehen Antigen-vermittle T-Zellen Antiköper oder Autoantikörper, die sich wie bei anderen Autoimmunerkrankungen gegen Körpereigene Strukturen richten. Dadurch werden die Glomeruli beider Nieren entzündet. Dies entwickelt sich jedoch so schnell, dass ohne eine rechtzeitige Behandlung eine Schädigung beider Nieren zustande kommt (Gehring 2014), (Korn 2015), (Siegenthaler et al. 2013). Folgende Zusammenhänge bezüglich Nierenerkrankungen sowie Autoimmunerkrankungen und Totalendoprothesen sind in der Literatur bereits beschrieben worden:

- Zusammenhang zwischen akutem Nierenversagen nach einer Operation einer Totalendoprothese (Marty et al. 2015), (Jafari et al. 2010).
- Allergiebedingte Tubulo-interstitielle Nephritis (Dannemann 2014).
- Akutes Nierenversagen verursacht durch die Gabe von Antibiotika während der Revision einer Totalendoprothese (Lin et. al. 2014).
- Erhöhte Blutspiegel der Metallionen, wenn die Implantate der Totalendoprothesen aus Metall auf Metall bestehen (Durrani et al. 2014).

- Entstehung von Metalabrieb nach einer Totalendoprothese (Morawietz et al. 2014).
- Allergie bedingt können Blindheit und Taubheit nach Totalendoprothese auftreten (Menge 2011).
- Allergie auf Knochenzementbestandteile wird beschrieben (Thomas et al. 2008).

Bis jetzt wurde ein Zusammenhang zwischen Glomerulonephritis nach Operation einer Totalendoprothese von Hüfte oder Knie noch nicht beschrieben. Hierzu ist keine Literatur bekannt.

1.1 Niere

1.1.1 Funktionen der Niere

Die Niere ist eine der wichtigsten Organe unseres Körpers. Sie besitzt viele wesentliche Funktionen, wie beispielsweise die Produktion von Hormonen, Resorption von Mineralien und das Filtrieren von Urin sowie das Ausscheiden von Toxinen und Stoffwechselprodukten. Deswegen sind die Strukturen der Nieren und Ihre Funktionen so eng miteinander verknüpft, dass sich eine Pathophysiologische Veränderung auf Schädigung und/oder Funktionsstörung von den Nierenzellen zurückführen lässt (Silbernagel 2013).

1.2 Nierenerkrankung

Nierenerkrankungen können vielfältige Ursachen haben. Beispielsweise kann man die Nierenerkrankungen in angeborene Defekte, wie beispielsweise genetisch bedingte Nierenerkrankungen (Zystenniere), Autoimmunerkrankungen wie (Glomerulonephritiden, Lupus Erythematodes, Wegenersche Granulomatose) und letztlich die erworbenen Nierenerkrankungen wie (Diabetische Nephropathie oder Nierenbeckenentzündungen) einteilen. Eine Veränderung des Nierengewebes kann sowohl die Nierenkörperchen (Glomerulonephritiden) als auch die Nierentubuli (Tubulointerstitielle Nierenerkrankungen) betreffen. Es ist bekannt, dass es akute sowie chronische Erkrankungen der Niere gibt, wobei hier stets das Risiko besteht, dass sich aus einer akuten Nierenerkrankung eine chronische Nierenerkrankung entwickelt (Börsteken 2013), (Kuhlmann 2008).

1.2.1 Autoimmunerkrankung

Das Immunsystem des Körpers schützt vor Krankheit und Infektion. Aber wenn man eine Autoimmunerkrankung hat, greift das Immunsystem irrtümlich gesunde Zellen im Körper an. Autoimmunerkrankungen können viele verschiedene Teile des Körpers betreffen. Keiner weiß, was Autoimmunerkrankungen verursacht. Sie neigen dazu im Kreise von Familien aufzutreten, wobei Frauen ein wesentlich höheres Risiko aufweisen eine Autoimmunerkrankung zu erleiden. Es gibt mehr als 80 Typen von Autoimmunerkrankungen, und einige haben ähnliche Symptome. Hierbei kann zwischen organspezifischen Autoimmunerkrankungen und systemischen Autoimmunerkrankungen unterschieden werden. Zum Beispiel Können Hashimoto-Thyreoiditis, Morbus Bechterew sowie auch Diabetes mellitus Typ 1 als organspezifische Erkrankungen angesehen werden. Dies können die Schilddrüse, die Wirbelsäule bzw. das Pankreas betreffen. Beim systemischen Lupus Erythematodes (SLE), dem Sjögren-Syndrom, sowie der rheumatoiden Arthritis, und der Wegenerschen Granulomatose werden Antigene erkannt, die ubiquitär exprimiert sind wie z.B. Chromatin. Die Abwehrmechanismen richten sich gegen körpereigenes Gewebe. Dieser irrtümliche Angriff hat meist eine gravierende Zerstörung der betroffenen Organe sowie auch der Geweber zufolge und kann schlimmstenfalls zu lebensbedrohenden Zuständen führen (Ionescie 2014), (Klasen 2011).

Die Mechanismen der Gewebeschädigung lassen sich in T und B Zell-abhängige Reaktionen einteilen. Die B-Zell-meditierten Immunerkrankungen werden entweder über IgG/IgM Antworten gegen Autoantigene auf der Zelloberfläche bzw. in der extrazellulären Matrix (entsprechend einer Typ II Hypersensibilitätsreaktion) oder über Immunkomplexe aus Autoantikörpern und löslichen Autoantigenen (entspricht einer Typ III Hypersensibilitätsreaktion) vermittelt (Klasen 2011), (Neumann 2008), (Shaw 2001).

1.2.2 Glomerulonephritis

Der Glomerlus ist ein Bestandteil des Nephrons in der Niere. Der Glomerlus ist für die Filtration des Primärharns verantwortlich. Eine Entzündung des Glomerlus wird als eine Glomerulonephritis bezeichnet. Die Glomerulonephritis verursacht verschiedene entzündliche Veränderungen, welche die Nierenkörperchen besonders die Glomeruli der beiden Nieren zerstören. Eine Glomerulonephritis wird durch eine

Autoimmunerkrankung hervorgerufen, im Gegensatz zur Entzündung des Nierenbeckens (Pyelonephritis), die durch Bakterien verursacht wird. Darüber hinaus wird durch eine Entzündung das Abwehrsystem des Körpers weiter aktiviert. Tritt eine Glomerulonephritis, ohne erkennbare und vorherig entstandene Grunderkrankung auf, so wird sie eine primäre Glomerulonephritis genannt. Wenn Jedoch eine andere Krankheit, wie Lupus oder Hepatitis, ursächlich zugrunde liegt, wird dies als sekundäre Glomerulonephritis bezeichnet. Die Herangehensweise bezüglich der Behandlung macht man von den folgenden Faktoren also der genauen Diagnostik und epidemiologischen Eigenschaften dieser Erkrankung abhängig (Siegenthaler et al. 2013), (Couser 1998), (Cybulsky 2000), (Baenkler et. al. 2015).

1.2.2.1 Glomerulonephritis Ursache

Viele Bedingungen können eine Glomerulonephritis begünstigen; jedoch bleibt manchmal die Ursache unbekannt. Allerdings können entzündliche Prozesse der Glomeruli in den Nieren durch verschiedene Ursachen bedingt sein (Navin 2013), (Korn 2015), (Couser 1998), (Freeman 2014).

- **Infektionen**
  - **Post-Streptokokken Glomerulonephritis:** Die Glomerulonephritis kann zum Beispiel eine Woche oder zwei nach Abklingen einer Halsentzündung (Angina) oder einer Hautinfektion (Impetigo) entstehen. Dies kommt aber eher selten vor. Um mit der Infektion zu kämpfen, erzeugt der Körper spezifische Antikörper, die sich schließlich im Glomeruls ablagern und dort eine Entzündung verursachen. Kinder werden mit größerer Wahrscheinlichkeit nach Streptokokken eine Glomerulonephritis entwickeln, als Erwachsene, wobei bei Kindern eine schnellere Genesung ebenfalls wahrscheinlicher ist (Freeman 2014).
  - **Bakterielle Endokarditis:** Bakterien können sich gelegentlich durch den Blutstrom zum Herzen ausbreiten. Eine Infektion oder Entzündung der Herzklappen kann die Folge sein. Eine Glomerulonephritis kann auch nach so einer entzündlich Bakteriell bedingten Endokarditis auftreten. Verbindungen zwischen dieser anfänglich im Herzmuskel befindlichen Entzündung und dem späteren Übergreifen auf die Niere ist bis heute nur teilweise geklärt (Freeman 2014).

- **Virusinfektionen:** Virusinfektionen, wie das menschliche Immunschwäche-Virus (HIV) und die Hepatitis B oder C können Glomerulonephritis auslösen (Freeman 2014).
- **Autoimmunerkrankung**
  - **Systemischer Lupus Erythematodes (SLE):** Eine chronische entzündliche Krankheit kann Organe betreffen und die Haut, Gelenke, Nieren, Blutzellen, Herz und Lungen (Freeman 2014).
  - **Das Goodpasture Syndrom:** Das ist eine seltene immunologische Lungenerkrankung und Nierenerkrankung. Das Syndrom kann so schwer verlaufen, dass die Betroffenen aus den Lungen sowie Glomerulonephritis verbluten (Kalluri 1997).
  - **IgA–Nephritis:** Charakterisiert wird die IgA-Nephritis durch wiederkehrende Episoden des Bluts im Urin. Es ergibt sich diese primäre glomerulare Krankheit aus Ablagerungen von immunoglobulin (IgA) im Glomerulus. Die IgA-Nephritis kann über Jahren ohne erkennbare Symptome fortschreiten (Hans 2007).

1.2.3 Rasche progressive Glomerulonephritis

Die rasche progressive Glomerulonephritis (RPGN) ist ein spezieller Typ der glomerulären Erkrankung. Die RPGN ist ein mikroskopisch halbmondförmig aussehender Prozess aufgrund deren das Versagen der Niere innerhalb von Wochen oder Monaten auftreten werden. Die Diagnose basiert auf der Ermittlung des Kreatinwertes, Urinanalyse, serologische Tests und letztlich der Nierenbiopsie (Baenkler et al. 2001). Es gibt vier verschiedene Klassifikationen einer raschen progressiven Glomerulonephritis im Verlauf (Baenkler et al. 2001), (Gunter 2014).

1. Eine Schädigung durch antibasalmembran Antikörper der Niere führt in 10% zu einer rasch progressiven Glomerulonephritis (Baenkler et al. 2001).
2. Eine nachgewiesene ANCA assoziierte Vaskulitis erhöht das Risiko an einer GN zu erkranken. Darüber hinaus kann auch eine sogenannte renale Verlaufsform der Wegener Granulomatose der Auslöser einer Glomerulonephritis sein (Baenkler et al. 2001).
3. Der Nachweis einer Anlagerung von Immunkomplexen zum Beispiel wie bei einem Lupus Erythematodes, kann in (35 %) der Fälle ebenfalls nachweisbar sein (Baenkler et al. 2001).

Die Behandlung besteht in der Gabe von Glucocorticosteroiden, mit oder ohne Cyclophosphamid, und manchmal Plasmapheresis (Kuhlmann 2008), (Gunter 2014).

1.3 Die orthopädischen Implantate

Die Totalendoprothese, kurz TEP beschreibt ein künstlich gelenkersetzendes Implantat. Beim Implantieren einer Gelenkendoprothese wird entweder das Gelenk teilweise oder vollständig ersetzt (Fritz et al. 2014).

1.3.1 Endoprothese

Bei Endoprothesen handelt es sich um Implantate, welche dauerhaft im Körper verbleiben. Am bekanntesten und häufigsten sind wohl die künstlichen Hüftgelenke. Heutzutage stehen auch Endoprothesen für andere Gelenke zur Verfügung (Kniegelenk, Schultergelenk, seltener auch eine Sprunggelenks-Endoprothese, sowie Ellenbogengelenks- und Fingergelenksprothesen), wobei arthrotische Gelenkveränderungen eine häufige Indikation darstellen (Hermichen 2001).

1.3.2 Werkstoffe/Werkstoffpaarungen

Die Femur- und Tibiakomponente eines Knieimplantats bestehen in der Regel aus CoCrMo-Gusslegierungen oder Titan-Legierungen (Nickel 2011), (Stuart et al. 2014), (U.S. Food and Drug Administration 2013).

Typische Gleitpaarungen der beweglichen Gelenke bei TEP sind (Knecht 2006):
- CoCrMo/Polyethen
- Keramik/Keramik
- Keramik/Polyethen
- CoCrMo/CoCrMo

1.3.3 Hüftgelenksprothesen und Kniegelenksprothesen

Laut Endoprotheseregister Deutschland (EPRD) werden jährlich etwa 390.000 künstliche Hüftprothesen und Knieprothesen implantiert. Gleichzeitig sind aber jährlich 37.1 Wechseloperationen erforderlich (Stand Online EPRD 2014). Über die Gründe ist bisher wenig bekannt (Joachim 2014).

1.3.4 Komplikationen einer TEP-implantation

Man kann verschiedene Komplikationen einer Endoprothese unterscheiden (Gumpert 2014), (Förster 2014), (Wirth et al. 2010), (Stürmer 2014).

- Prothesenlockerung: bei ca. 8 % aller Gelenkendoprothesen innerhalb von 10 Jahren nach Implantation aufgetreten wurde. Sie trägt zur Instabilität sowie macht eine Revision notwendig (Wirth et al. 2010).
- Prothesenabrieb: eine Gelenkendoprothese entwickelte mit der Zeit einen sogenannten Prothesenabrieb. Dabei wird Material der Prothese (z.B. Polyethylen oder Metall) durch die Reibung auf der Gelenkfläche abgerieben und lösen im Gelenkspalt sowohl eine Entzündungsreaktion als auch Metallionen-Exposition aus. Histologisch sind Abriebpartikel und eine erhöhte Anzahl von neutrophilen Granulozyten nachweisbar (Wirth et al. 2010), (Shetty et al. 2006), (Attinger et al. 2014).
- Infektion: durch die Operation kann eine Kontamination mit bakteriellen Krankheitserregern erfolgen (Builes-Montaño et al. 2014), (Förster 2014).
- Herzprobleme (Fukaswa et al. 2012).
- Infektionen sind ein Problem im Bereich des Nieren- und Harntraktes (McCleery et al. 2010), (Förster 2014).

1.4 TEP als Konsequenz einer Immunsuppressions-Therapie bei GN

Die Immunsuppression ist bei der Behandlung für die Suppression des körpereigenen Immunsystems notwendig, um die Abstoßung und Zerstörung einer Nierentransplantation zu verhindern. Die immunsupressive Wirkung kann entweder medikamentös durch Immunsuppressiva oder durch Bestrahlung des Knochenmarks erreicht werden. Immunsuppressiva machen Transplantationen wie Nierentransplantation erst möglich. Des Weiteren unterdrücken sie das Immunsystem auch bei Autoimmunerkrankung wie zum Beispiel einer GN oder Lupus Erythematodes, wobei die unerwünschten Nebenwirkungen meist unterschiedlich sind. Die Häufigkeit der Nebenwirkung hängt in erster Linie von der Dosis, die Therapiedauer und dem Krankheitsbild ab. Die Behandlung mit Immunsuppressiva, vor allem am Anfang der Therapie beziehungsweise bei hoher Dosis, erhöht besonders die Infektionsanfälligkeit.

Das geschwächte Immunsystem kann Viren, Bakterien und Pilze nicht mehr so effektiv abwehren wie zuvor. Die Behandlung der Autoimmunerkrankungen wie zum Beispiel einer GN oder eines Lupus Erythematodes führen zu einer Verminderung der Knochendichte (Osteoporose). Dies kann häufig mit einer Knochenfraktur einhergehen, sodass die Patienten später eine TEP-Implantation benötigen. Als weiteres Beispiel kann angeführt werden, dass die Immunsuppressiva bei einer Nierentransplantation, als Nebenwirkung eine Schädigung am Hüftgelenk (Hüftkopfnekrose) verursachen können, die nur durch eine Hüftgelenkprothese (TEP) behandelt werden kann (Häufigkeit ca. 5-10% der Patienten) (Pichlmay 2013), (Rödel 2014), (Niereratgeber 2014), (Geiger et al. 2003).

Weitere mögliche Nebenwirkungen von Immunsuppressiva sind (Pichlmay 2013):
- Diabetes mellitus
- Erhöhte Blutfettwerte
- Nierenschädigung
- Verminderung der Knochendichte (Osteoporose) danach TEP
- Muskelschwäche
- Erhöhung des Blutdrucks

1.5 Ziele dieser Arbeit

Es handelt sich bei dieser Arbeit um eine nicht-interventionelle retrospektive Beobachtungsstudie. Die Fragestellung in meiner Studie ist, ob nach der Operation einer Totalendoprothese (TEP) von Hüfte oder Knie eine Glomerulonephritis entstehen kann und ob es einen Zusammenhang zwischen den beiden überhaupt gibt.

Bis jetzt wurde ein Zusammenhang zwischen Glomerulonephritis nach Operation einer Totalendoprothese der Hüfte oder Knie noch nicht beschrieben. Hierzu ist auch keine Literatur bekannt. Deswegen ist das Ziel dieser klinischen nicht-interventionellen retrospektiven Beobachtungsstudie, Patienten der Nephrologie zu untersuchen, bei denen nachweislich eine Glomerulonephritis nach Operation einer Totalendoprothese der Hüfte oder des Knies diagnostiziert wurde. Ein möglicher Zusammenhang ist zu erarbeiten und gegebenenfalls zu beschreiben.

2 Material und Methoden

2.1 Studiendesign

Bei dieser Untersuchung handelt es sich um eine nicht-interventionelle retrospektive Beobachtungsstudie, die anhand der vorliegenden Patientenakten (Nephrologie) und Laborergebnisse der Klinik für Inneren Medizin I am Universitätsklinik Ulm angefertigt wurde (Direktor Prof. Dr. T. Seufferlein). Alle Patienten wurden auf der Station der inneren Medizin I des Universitätsklinikums Ulm behandelt. Ein Ethikantrag wurde bei der Ethik-Kommission der Universität Ulm gestellt und zustimmend bewertet (Antragsnummer:12/15).

2.1.1 Patientenauswahl

Im Rahmen der vorliegenden Untersuchung wurden die klinischen Daten von allen Patienten erhoben, bei denen die Diagnose einer Glomerulonephritis und Totalendoprothese festgestellt wurde. Es werden alle Patienten mit TEP (Hüfte und Knie) und Nierenerkrankung ausgesucht. Dann werden die Patienten mit Glomerulonephritis ausgewählt, deren Glomerulonephritis nach einer Operation einer Totalendoprothese der Hüfte oder des Knies aufgetreten ist. Der Zeitraum der Datensammlung lag zwischen dem 01.01.2004 bis 31.12.2014. Die Auswahl der Patienten erfolgte mittels SAP-Suchanfrage. Diese Suchanfrage wurde vom Zentrum für Information und Kommunikation (ZIK) der Universitätsklinikums Ulm unterstützt. Anschließend wurden die betreffenden Patientenakten eingesehen. Fehlende Daten wurden entweder aus den archivierten Arztbriefen oder durch direkte Nachfrage bei den weiterbehandelnden Ärzten der Nephrologie Ambulanz oder bei meinem Betreuer ergänzt.

2.1.2 Erhobene Patientendaten

Alle Daten von den ausgewählten Patienten, die die Kriterien der Studie erfühlten, wurden dann in Diagrammen und Tabellen durch ein Tabellenkalkulationsprogramm (Microsoft Office Excel 2007) bearbeitet und dargestellt. Nach folgenden Fakten wurde gefragt: Geschlecht, Alter, Zeitpunkt der Diagnosestellung nach der TEP-Operation, TEP-wechseln, TEP Implantat und akute sowie die Erhaltungstherapie nach Feststellung der GN, Datum der Nierenbiopsie, Nierenwerte (Serum Kreatinin, GFR, Proteinurin), Autoimmundiagnose werten (ANCAs). Bei jedem Patient wurde geprüft, ob die Diagnose Glomerulonephritis nach einer Operation einer TEP-Hüfte oder knie erfolgte. Davon wurden unterschiedliche Patienten, die nach der Diagnose einer Glomerulonephritis nach einer TEP-Operation herausgefunden.

2.1.3 Statistische Methoden

In Rahmen dieser Studien kam es zu keinerlei Patientenkontakt und keinerlei körperliche Untersuchungen. Die Studie basiert auf Akteneinsicht. Die Daten wurden im Rahmen der Analyse und Bearbeitung vollständig anonymisiert. Eine Zuordnung zu einzelnen Personen ist danach nicht mehr möglich. Es wurden keinerlei personenbezogene Daten veröffentlicht. Die Patienten wurden nummerisch kodiert (z.B. TEP-GN 01, TEP-GN 02, usw.).

Die Dokumentationsanalyse und Bearbeitung der Daten ausschließlich von Patienten mit einer Glomerulonephritis nach der Operation einer Hüfte- oder Knie-TEP wurden mit Hilfe der statistischen Funktionen in Excel durchgeführt (Microsoft Office Excel 2007). Es wurden die Daten der Patienten nummerisch kopiert. Anschließend wurden die Mittelwert, Standardabweichung der einzelnen miteinander zu vergleichenden Gruppen dargestellt.

2.1.4 Verwendete Nierenwerte

Die Darstellung der Nierenwerte, die hier in der Untersuchung erfasst wurden, sind in einer Tabelle beschrieben und die wichtigsten Veränderungen von Nierenwerten in einem (Linien und Diagrammen) Diagramm dargestellt. Die wichtigsten Nierenwerte, die in der Studie behandelt werden, zeigt folgende Tabelle.

Tabelle 1: Die wichtigsten Nierenwerte bei einer Autoimmunerkrankung der Niere (GN.)

Nierenwerte (Analyt)	Referenzwerte
GFR (Glomeruläre Filtrationsrate)[1]	berechnet wird die GFR nach dem CKD-EPI-Formel in ml/min
Proteinurie [2]	< 150 mg/l (normale Ausscheidung zwischen 60 und 150 mg in 24 Stunden)
Krea (Kreatinin)[3]	59 - 104 µmol/l
Antikörper ANCAs [4]	3,5 - 5

Die in der Tabelle 1 aufgeführten Zahlen sind wie folgt zu interpretieren:

1. Die GFR (Glomeruläre Filtrationsrate) ist das pro Zeiteinheit von den Glomeruli in der Niere filtrierte Volumen. GFR ist einer der wichtigsten Parameter zur Beurteilung der Nierenfunktion (Lang 2007).

$$GFR = \frac{V_{glom.Filtrat}}{t} = \frac{c_{Krea,Harn} * V_{Harn}}{t * c_{Krea,Plasma}}$$

2. Unter einer Proteinurie versteht man die Ausscheidung von Protein (Eiweiß) im Urin (klahr et al. 1988).

3. Kreatinin ist das Lactam des Kreatins. Es wird als Abbauprodukt in Muskeln gebildet. Es wird auch konstant über den Urin ausgeschieden. Kreatinin ist eine harnpflichtige Substanz. Die Ausscheidung ist bei jungen Menschen zwischen 21-27 (mg/kg)/(24h), und bei alten Menschen zwischen 6-13 (mg/kg)/(24h). Es wird durch verschiedene Faktoren wie Muskelmasse, Lebensalter, körperliche Aktivität, Geschlecht und Nierenfunktion beeinflusst. Der Normalwert liegt bei 59 – 104 µmol/l (Launay-Vacher 2007).

4. ANCA ist ein Antikörper gegen Zielantigene, welche sich in neutrophilen Granulozyten befinden. p-ANCA ist mit perinukleärer Anfärbung, Hauptantigen ist die Myeloperoxidase und c-ANCA ist mit cytoplasmatischer Anfärbung. In den meisten Fällen der Glomerulonephritis findet man p-ANCA bis zu 65 % im Blut (Kuhlmann 2008).

2.1.5 Nierenbiopsie

Hier wurde die Nierenbiopsie (Greten 2010) ohne Ausnahme bei jedem Patienten als Kriterium gefordert, um eine Glomerulonephritis sicher als Diagnose voraussetzen zu können.

2.1.6 Werte von Metallabrieb

Referenzwerte von Chrom-, Kobalt- und Titanwerten im Blut: Bei Menschen ohne Metallabrieb durch künstliche Gelenke liegen die Referenzwerte von Chrom bei 0,4 µg /l Blut, die von Kobalt bei 0,9 µg und die von Titan bei 15,6 µg bzw. 7,7 µg/l im Blutserum (Lab-Tests online 2004 aus medizinisches Labor Bremen Online Stand im Internet 2014).

2.1.7 Zeit der TEP vor der Diagnosestellung und des Wechsels einer TEP

Es wurde sowohl die Zeit der TEP-Implantierung vor der Diagnosestellung einer primären Autoimmunerkrankung der Niere (GN) als auch die Zeitspanne bis zum darauffolgenden Implantat-Wechsel (wie in der Abbildung 3 dargestellt) erfasst.

2.1.8 Therapie Verlauf

Bei allen Patienten wurden der akute Verlauf während eines stationären Aufenthaltes und die darauffolgenden Therapie-Maßnahmen nach diagnostizierter GN beschrieben.

2.1.9 Einschlusskriterien

Im Rahmen der folgenden Studie wurden alle Patienten aufgenommen, die bestimmte Voraussetzung erfüllen mussten:

1. Die Patienten mussten sich bis zum Zeitpunkt der Studie in stationärer bzw. ambulanter Behandlung der Sektion Nephrologie des Klinikums für Innere Medizin I am Universitätsklinikum Ulm befunden haben.
2. Voraussetzung waren Patienten, die an einer Glomerulonephritis nach Implantation einer Totalendoprothese an Hüfte oder Knie erkrankten.
3. Ein durch Nierenbiopsie gesicherter Nachweis von GN musste vorhanden sein.
4. Nierenwerte vor dem Erkranken an GN mussten bekannt sein.

2.1.10 Ausschlusskriterien

Ausschlusskriterien der Patienten für diese Untersuchung waren:

1. Patienten, die sich nicht in stationärer bzw. ambulanter Behandlung in der Sektion Nephrologie der Klinik für Innere Medizin I am Universitätsklinikum Ulm befanden.
2. Patienten, die an einer Glomerulonephritis vor Implantation einer Totalendoprothese an Hüfte oder Knie erkrankt waren.
3. Patienten, die andere Autoimmunerkrankung der Niere als GN vor oder nach einer Implantierten TEP hatten (z. B. Zustand nach Nierentransplantation, Interstitielle Nephritis).
4. Patienten, die eine GN ohne orthopädischen Eingriff entwickelten.

2.2 Literaturrecherche

Darauffolgend wurden die wichtigsten Literaturrecherchen in Bezug auf primäre Autoimmunerkrankungen der Niere besonders der Glomerulonephritis (RPGN, IgA-Nephritis) im Zusammenhang mit TEP-Implantationen an Hüfte oder Knie durchgeführt. Es sollten hier die genaueren Zusammenhänge bezüglich dieser zwei Komponente erschlossen werden.

In der Literatur werden vielfältige Angabe zu Nierenerkrankungen besonders akutes Nierenversagen im Zusammenhang mit einem TEP-Implantat, und Komplikationen der Niere nach einem TEP Implantat beschrieben (Kimmel et al. 2014). Des Weiteren ließen sich in der Literatur Zusammenhänge bezüglich der allergiebedingten Reaktionen nach TEP-Implantation abhängig vom Operationsverfahren insbesondere bei einer TEP vom Typ Metall auf Metall gesucht werden (Bizzotto et al. 2015), (Thomas et al. 2008).

3 Ergebnisse

3.1 Allgemeine Patientencharakteristika

In dieser nicht-interventionellen retrospektiven Beobachtungsstudie wurde der klinische Verlauf von allen Patienten (männlich und weiblich) beobachtet, analysiert und bezüglich der orthopädischen Eingriffe und der Autoimmunerkrankung der Niere untersucht. Es wurden unter 190 Patienten von TEP nur 30 Patienten gefunden, die eine Primäre Autoimmunerkrankung der Niere und danach eine orthopädische Operation hatten. Aufgrund der Ausschlusskriterien wurden nur 6 Patienten ausgewählt, bei denen erst ein TEP-Implantat aber anschließend eine Autoimmunerkrankung der Niere (Glomerulonephritis) folgte.

3.2 Durchführung der Patientenauswahl mittels SAP-Suchanfrage

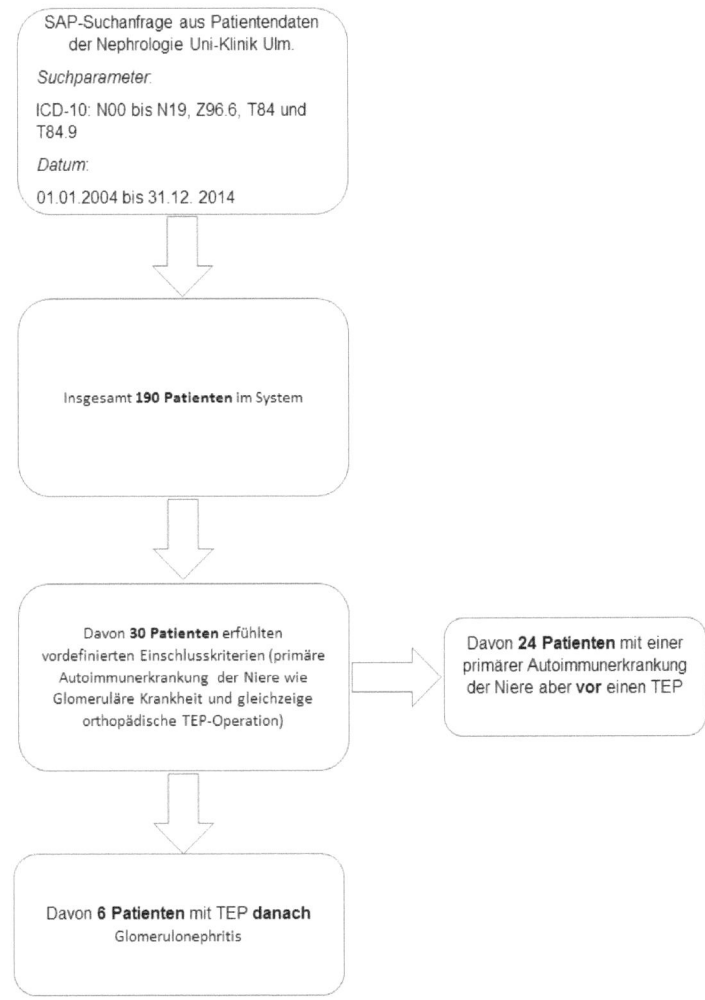

Abbildung 1: Auswahl der Patienten mittels SAP-Suchanfrage

SAP: ein elektronisches Archivierungssystem für Patientendaten
ICD: die Internationale statistische Klassifikation der Krankheiten und verwandter Gesundheitsprobleme
Z96,6: Vorhandensein von orthopädischen Gelenkimplantaten
T84: Komplikationen durch orthopädische Endoprothesen, Implantate oder Transplantate
T84.9: nicht näher bezeichnete Komplikation durch orthopädische Endoprothese oder Implantat.
N00-N08: glomeruläre Krankheiten
N019: rapidly progressive nephritic syndrome with unspecified morphologic changes

Abbildung 1 zeigt in absoluten Zahlen die Auswahl der Patienten mittels SAP-Suchanfange. Hierbei wurde als Suchparameter die Nierenerkrankung (ICD -10: N00 bis N19) und Orthopädische Eingriffe mit Implantat-Einbringung (ICD-10: Z96, 6 / T84/ T84, 9) in die Suchmaske eingegeben. Es zeigte sich, dass 190 Patienten gleichzeitig eine Nierenerkrankung und ein Orthopädisches-Implantat hatten. Hiervon entsprachen 6 Patienten unseren vordefinierten Einschlusskriterien. Dagegen zeigte sich bei 24 Patienten bereits vor der TEP-Operation eine primäre Autoimmunerkrankung der Niere. Die weiteren 160 Patienten mit TEP und Nierenerkrankung, sind aufgrund der definierten Ausschlusskriterien aus dem Untersuchungskollektiv ausgeschlossen worden.

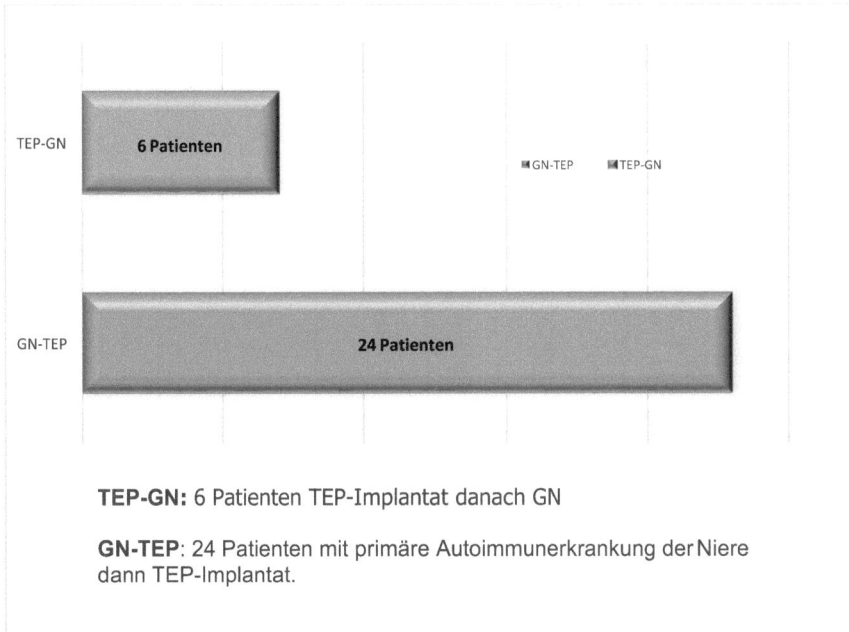

TEP-GN: 6 Patienten TEP-Implantat danach GN

GN-TEP: 24 Patienten mit primäre Autoimmunerkrankung der Niere dann TEP-Implantat.

Abbildung 2: Erfasste Patienten mit entsprechenden Kriterien. Totalendoprothese vor Glomerulonephritis (TEP-GN) (orangene Markierung), Glomerulonephritis danach Totalendoprothese (GN-TEP) (blaue Markierung). *Anmerkung: Die Patientendaten auf der Abbildung 2 wurden dem Universitätsklinikum Ulm Innere Medizin I entnommen.*

Abbildung 2 zeigt in absoluten Zahlen von den insgesamt 30 Patienten mit Glomerulonephritis und TEP- Implantaten waren 24 Patienten mit Glomerulonephritis vor Totalendoprothese und 6 Patienten mit Glomerulonephritis nach der Totalendoprothese-Operation.

Die Studie beschränkt sich besonders auf die 6 Patienten, die unsere Bedingungen erfüllt haben. Diese werden oben in (**Abbildung 2**) dargestellt. Bei Patienten TEP-GN 1, 4, 5 und 6 wurde eine **RPGN** als Diagnose festgestellt. Aber bei Patienten TEP-GN 2 und 3 wurde eine **IgA-Nephritis** festgestellt. Das mittlere Alter der Patienten bis TEP-Operation war 54 Jahre.

3.3 Patienten mit TEP-GN

Tabelle 2: Die ausgewählten Patienten mit ausführlichen Kriterien

Patientendaten	TEP[1]-Operation	Eintritt von GN[6]	Laborwerte vor GN[6]	Laborwerte nach GN[6]	Akute Therapie Nach GN[6]	Besonders Auffällig oder Anmerkung	Therapie erhalten nach GN[6]	TEP-Wechsel
TEP-GN1: - Weiblich - 47 Jahre	- Hüft-TEP - 72 Monate vor GN	- GN (**RPGN**[12]) 72 Monate nach TEP	- GFR[9] ↑ - Krea[10] ↑ - ANCAs[11] = - Proteinurie ↑	- GFR ↑ - Krea ↑ - ANCAs ↑ - Proteinurie ↑	- Prednisolon (Glukokortikoid) -Cyclophosphamid	- Metallabrieb (Chrom/Kobalt)	- Prednisolon (Glukokortikoid) - Mycophenolat	- Zementfreie Hüft-TEP - Nach 23 Monaten
TEP-GN2: - Männlich - 46 Jahre	- Hüft TEP - 52 Monate vor GN	- IgA-Nephritis[2] 52 Monate nach TEP - Nach Biopsie einer eitrigen Interstitiellen Nephritis durch NSAID[3]	- GFR ↑ - Krea ↑ - ANCAs = - Proteinurie ↑	- GFR ↑ - Krea ↑ - ANCAs ↑ - Proteinurie ↑ - Kobalt Nachwies	- Prednisolon (Glukokortikoid) -Cyclophosphamid	- Toxische Metallabrieb im Urin (Kobalt aber nicht im Blut)	- Cyclophosphamid - Prednisolon	--

Fortsetzung

Patientendaten	TEP[1]-Operation	Eintritt von GN[6]	Laborwerte vor GN[6]	Laborwerte nach GN[6]	Akute Therapie Nach GN[6]	Besonders Auffällig oder Anmerkung	Therapie erhalten nach GN[6]	TEP-Wechsel
TEP-GN3: Weiblich 65 Jahre	- Hüfte TEP - 5 Monate vor GN	- **IgA-Nephritis** 5 Monate nach TEP	- GFR ↑ - Krea ↑ - ANCAs = - Proteinurie ↑	- GFR ↑ - Krea ↑ - ANCAs ↑ - Proteinurie ↑	- Prednisolon (Glukokortikoid) - Mycophenolat	- Keimnachweis Von Staph. aureus hominis - 3 Mal Infektion Staph. aurues - Hominis, Strept–Metallabrieb?	- Prednisolon (Glukokortikoid)	- TEP Wechsel - Nach 5 Monaten
TEP-GN4: Männlich 68 Jahre	- Hüfte TEP -149 Monate vor GN	- Amyloidose dann **RPGN** 149 Monate nach TEP	- GFR ↑ - Krea ↑ - ANCAs = - Proteinurie ↑	- GFR ↑ - Krea ↑ - ANCAs ↑ - Proteinurie ↑	- Cyclophosphamid - Prednisolon	- infizierte Prothese, - Mehrere TEP Infektionen - Mehrfachrezidivierende Infektionen (Enterococcus faeccalis)	- Prednisolon (Glukokortikoid) - Mycophenolat	- TEP Wechsel - Nach 5 Monate

Fortsetzung

Patientendaten	TEP[1]-Operation	Eintritt von GN[6]	Laborwerte vor GN[6]	Laborwerte nach GN[6]	Akute Therapie Nach GN[6]	Besonders Auffällig oder Anmerkung	Therapie erhalten nach GN[6]	TEP-Wechsel
TEP-GN5: - Männlich - 73 Jahre	- Hüfte TEP - 27 Monate vor GN	- **RPGN**[12] 27 Monate nach TEP und davor Vaskulitis[4] der Lunge - unklare Niereninsuffizienz	- GFR ↑ - Krea ↑ - ANCAs = - Proteinurie ↑	- GFR ↑ - Krea ↑ - pANCA ↑ - Proteinurie↑	- Prednisolon (Glukokortikoid) - Irbesartan	- Nieren in Ordnung aber danach schlecht, - Infektiöse Pneumonie	- Prednisolon (Glukokortikoid) - Rituximab[5]	--
TEP-GN6: - Männlich - 56 Jahre	- Knie TEP - 82 Monate vor GN	- GN **(Postinfektiöse RPGN)** 82 Monate nach TEP	- GFR ↑ - Krea ↑ - ANCAs = - Proteinurie ↑	- GFR ↑ - Krea ↑ - ANCAs ↑ - Proteinurie ↑	- Prednisolon (Glukokortikoid)	- Erysipel - Terminale Niereninsuffizienz (Kardiovaskuläre) - Dialysepflichtig - Rituximab	- Prednisolon (Glukokortikoid) - Mycophenolat	--

1. TEP.(Totalendoprothese)
2. IgA-Nephritis (entzündliche Veränderungen der Glomeruli)
3. NSAIDs (non-steroidal anti-inflammatory drugs)
4. Vaskulitis (Entzündung der Blutgefäße)
5. Rituximab (Monoklonale Antikörper gegen CD20)
6. GN (Glomerulonephritis)

↑ (werte hoch gestiegen)
= Negativ (Normale werte)
9. GFR (Glomeruläre Filtrationsrate)
10. Krea (Kreatinin)
11. ANCAs (Anti-Neutrophile cytoplasmatische Antikörper)
12. RPGN (rasch progressive glomerulonephritis)

Anmerkung: Die Patientendaten aus der Tabelle 2 wurden dem Universitätsklinikum Ulm Innere Medizin I entnommen.

Wie in der **Tabelle 2** zu sehen, wurden alle Patientendaten erfasst, um den Zusammenhang der Erkrankung mit einer GN nach gelenkersetzendem Operationsverfahren zu untersuchen und veranschaulicht darzustellen. Benannt wird die erste TEP-implantation sowie die erste Diagnosestellung der GN. Beim Wechseln der Prothesen wurden verschiedene zeitliche Angaben gemacht, einmal zur gleichen Zeit und einmal zu einem späten Zeitpunkt dokumentiert. Es erfolgte auch die Beschreibung eines Einzelkandidaten, bei dem ein operativer Wechsel des Gelenkersatzes gänzlich ausblieb.

Bei **TEP-GN1** wird ein Patient beschrieben, der nach einer vorausgegangenen Fraktur mit einem gelenkersetzenden Implantationsverfahren versorgt wurde. Die Implantation der Gelenkprothese wurde 72 Monate vor Feststellung der Glomerulonephritis-Diagnose als **RPGN** eingesetzt. Anschließend ließ sich durch eine Biopsie der Niere wie auch der Nachweis spezifischer Antikörper im Blut des Patienten eine GN Erkrankung nachweisen. Die Laborwerte dieses Patienten waren unmittelbar nach der Implantation der TEP siehe TEP-GN1 nicht auffällig. Im weiteren Verlauf konnten jedoch Auffälligkeiten bei Bestimmung von Kreatinin im Blut ebenso wie erhöhte Protein-Werte im Urin des Patienten und eine deutliche Veränderung der GFR ermittelt werden. Diese sekundären Späterscheinungen lassen einen Verdacht auf eine GN zu und sind sowohl in der Tabelle 3, Abschnitt TEP-GN1 als auch **in Abbildung 4** dargestellt. Nachdem eine Bestimmung der Laborwerte durchgeführt wurde, stellte man einen erhöhten Metallionenspiegel fest, dieser wurde durch einen Metallabrieb der beiden Gelenkpartner verursacht. Es wurde die Erkrankung des Patienten an einer GN mit Hilfe der Durchführung einer Nierenbiopsie festgestellt. Darüber hinaus wurde bekannt, dass bei diesem Patienten ein Prothesen-Wechsel beziehungsweise ein Austausch der Prothese vom zementierten zu einem unzementierten Prothesentyp TYP Metall-Metall stadtfand. Dieser Implantat-Wechsel war vor 23 Monaten aufgrund eines Metallabriebs vorgenommen also bevor der Patient an einer GN erkrankte.

TEP-GN 2 Dieser Patient erhielt einen Gelenkersatz bedingt durch eine vorrausgegangene Fraktur 52 Monate vor Diagnostizierung der GN als **IgA-Nephritis**. Die Nierenwerte dieses Patienten schwankten nach dem gelenkersetzenden Eingriff zwischen erhöhten, physiologischen und zu niedrigen Bereichen sieh **unten Abbildung 5**. Später wurden beim Analysieren der Laborwerte spezifische Antikörper ausfindig gemacht, was eine anschließende Nierenbiopsie nach sich zog. Die Nierenbiopsie bestätigte den Verdacht einer GN, wie **in Abbildung 5** dargestellt. Darüber hinaus konnten Metallionen im Urin des Patienten nachgewiesen werden. Ein Prothesen-Wechsel erfolgte 5 Monate nach festgestellter GN-Diagnose.

Bei der **TEP-GN3** handelt es sich um einen Gelengersatz, der 5 Monate zuvor aufgrund einer Fraktur implantiert wurde. Die veränderten Nierenwerte sowie der Nachweis spezifischer Antikörper wurden ebenfalls in einem Diagramm dargestellt (siehe **unten Abbildung 6**). Jedoch wurde vor Glomerulonephritis-Diagnose einer GN als IgA-Nephritis bei Ihm mikrobiologisch Infektionen mit unterschiedlichen Bakterien (Staphylokokken des TYPs aureus, und homins) im Blut nachgewiesen. Im Rahmen der weiteren Beobachtungen, wurden mehrere immer wiederkehrende Infektionen beim Patienten ermittelt, die er nach dem operativen Eingriff erlitt. Daraufhin wurde 5 Monate nach festgestellter GN ein Wechsel des Implantats unternommen.

TEP-GN4 Der Patient erhielt ein Hüftimplantat 149 Monaten vor Diagnosestellung der **RPGN**. Alle Nierenwerte sowie der Antikörper-Nachweis und Ergebnisse der Niere Biopsie wurden unten **in Abbildung 7** dargestellt. Es wurden im Blut mehrere Infektionen von Enterococcus faecalis nach implantierter TEP nachgewiesen. Bei diesem Patienten fand ebenfalls ein Wechsel des Implantats statt, nachdem er mehrere Infektionen hatte und der positive Nachweis einer GN ermittelt wurde.

TEP-GN5 Patient erhielt die TEP 27 Monate vor Diagnostizierung einer GN (**RPGN**). Die Laborwerte, Antiköper-Nachweis und die Zeit in der die Nieren Biopsie stattfand, wurden unten **in Abbildung 8** dargestellt. Infektionen wurden bei ihm nachgewiesen aber der Patient erhielt keinen neuen Gelenkersatz.

TEP-GN6 Der Patient bekam das TEP-Implantat 82 Monate vor diagnostizierter GN als **RPGN**. Die Laborwerte, wie auch die nachgewiesenen Antiköper und die Zeit in der die Nierenbiopsie erfolgte wurden unten **in Abbildung 9** dargestellt. Auch hier fand kein Wechsel des Implantats statt obwohl der Patient zuvor an mehreren Infektionen nach dem gelenkersetzenden Eingriff erkrankt war.

3.4 Zeitraum zwischen TEP vor GN-Diagnosestellung und TEP wechseln

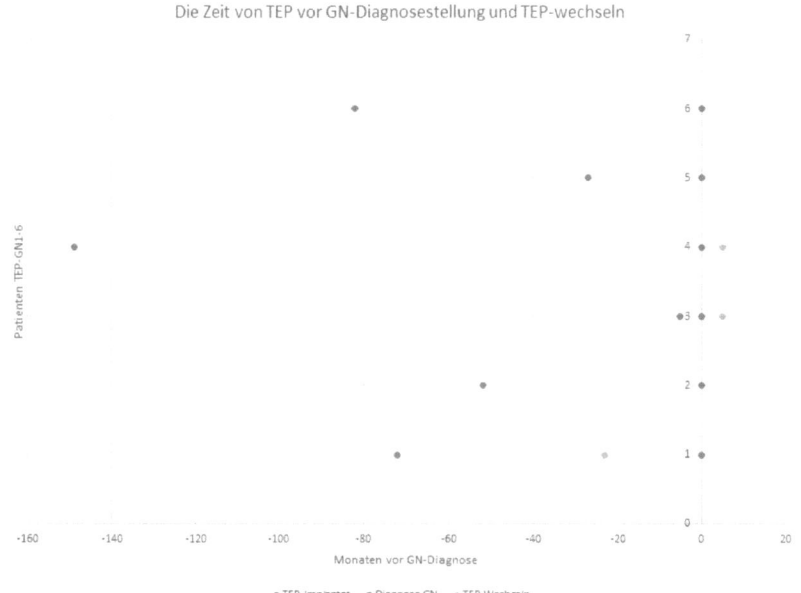

Abbildung 3: Übersicht über TEP und GN (Totalendoprothese ‚Glomerulonephritis). Anmerkung: Die Patientendaten auf der Abbildung wurden dem Universitätsklinikum Ulm Innere Medizin I entnommen.

In der obigen Abbildung sieht man auf der X-Achse die Zeit in Monaten und die Y-Achse zeigt die Patientennummer. Die Erstdiagnose der Glomerulonephritis wird hier als Zeitpunkt 0 beschrieben.

In **Abbildung 3** werden dargestellt:
1. **Erstes TEP-Implantat**
2. **Erste Diagnose GN**
3. **Gegebenenfalls TEP-Implantat-Wechsel**

Die Mittelwerte (Erste TEP-Implantat von erste Diagnosestellung) sind: - 64 Monate, die Standardabweichung: 36 Monate und der Mittelwert Wechsel TEP-Implantat Wechsel von erster Diagnosestellung sind: 5 Monate, Standardabweichung: 0 Monate. Das mittlere Alter der Patienten bis TEP-Operation war 54 Jahre.

Abbildung 3 zeigt eine Übersicht über die Gelenk-Implantationen mit anschließender Autoimmunerkrankung der Niere bei den 6 Patienten. Sie zeigt zum Zeitpunkt 0 die

Erstdiagnose der GN, sowie den zeitlichen Abstand zur ersten TEP-Implantation (blaue Markierung) und bei 3 Patienten zusätzlich den Wechsel der TEP (grüne Markierung). Die Abbildung kann man entnehmen, dass das Zeitintervall zwischen der ersten TEP-Implantation und anschließendem Eintreten der Glomerulonephritis ein Zeitintervall von -20 bis 24 Monaten aufweist. Es lässt sich ebenso erkennen, dass sich Ähnlichkeiten zwischen TEP-GN 3 und TEP-GN 4 ergeben, bezugnehmend auf das Wechseln des Implantats. Das Wechseln der Prothese erfolgte bei Patient 1 bedingt durch einen Metallabrieb, der sowohl im Blut als auch im Urin des Patienten nachgewiesen wurde. Darüber hinaus ließen sich bei TEP-GN 3 Keime im Blut nachweisen, sowohl Staphylokokkus aureus als auch Staphylokokkus hominis. Der Keimnachweis war bei TEP-GN 3 zu verschiedenen Zeitpunkten positiv auf Staphylokokkus aureus, Staphylokokkus hominis und Streptokokkus und eine IgA-Nephris wurden diagnostiziert. Bei TEP-GN 4 wurden mehrfach rezidivierende Infektionen nachgewiesen und eine RPGN diagnostiziert. Ein toxischer Metallabrieb mit erhöhtem Kobaltwert im Urin wurde bei TEP-GN 2 nachgewiesen und eine IgA-Nephris diagnostiziert. Bei Patient 5 wurde eine infektiöse Pneumonie noch vor Eintritt der RPGN mit Vaskulitis der Lunge diagnostiziert. TEP-GN 6 erhielt die TEP und entwickelte anschließend ein Erysipel am linken Unterschenkel. Im weiteren Verlauf wurde zusätzlich eine RPGN diagnostiziert.

3.5 Nierenwerte vor und nach TEP-GN

Hier werden alle Verläufe von Patienten **TEP-GN 01 bis 06** als Abbildungen und Tabellen dargestellt. Die **Abbildung 4** zeigt die Kreatinin-konzentration (µmol/l) (schwarz Markierung) im Serum und Proteinurie (g/g Krea) (blau Markierung) bei der Patientin TEP-GN 01.

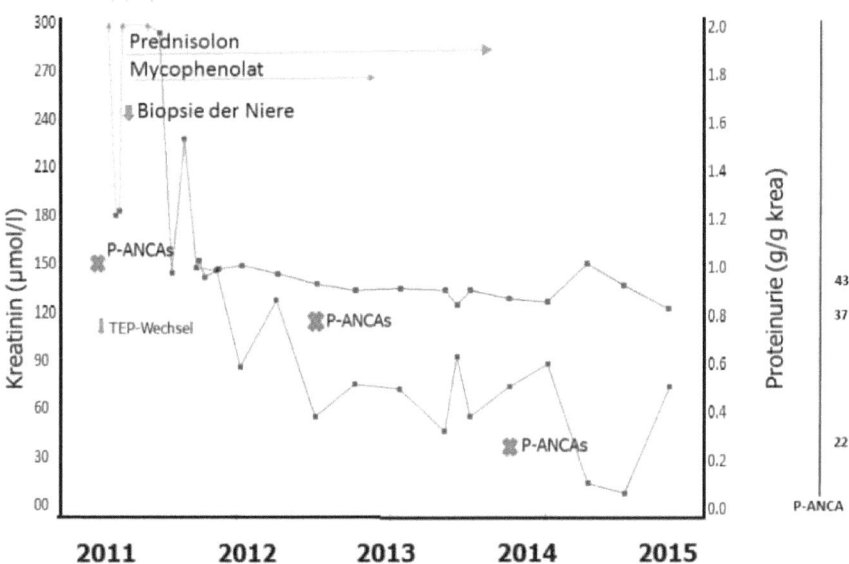

Abbildung 4: Patientin TEP-GN 01 mit Totalendoprothese danach Glomerulonephritis ‚p-ANCAs (perinukleäre-Anti-neutrophile cytoplasmatische Antikörper). *Anmerkung: Die Nierenwerte auf der Abbildung 4 wurden dem Universitätsklinikum Ulm Innere Medizin I entnommen.*

Die Daten basieren auf den Laborwerten der Patientin TEP-GN 01, die im Zeitraum von 2011 bis 2014 während der unterschiedlichen stationären Aufenthalte im Universitätsklinikum Ulm Innere Medizin I, bestimmt worden sind. Zu Beginn wiesen die Kreatinin-Werte sehr hohe Werte auf. Dann begann die Therapie zum Zeitpunkt der Vorstellung im Rahmen einer stationären Behandlung der RPGN, mit Prednisolon und Mycophenolat als Immunsuppressiva. Im Verlauf dieser Therapie nahmen die Kreatinin-Werte langsam ab. Es wurde als Antikörper p-ANCAs und ANAs in Serum nachgewiesen. Darauf folgte eine Nierenbiopsie wodurch die Diagnose **RPGN** festgestellt werden konnte. Die p-ANCA und ANA Antikörper nahmen im Rahmen der Behandlung kontinuierlich ab. Die Abbildung stellt auch die Protein/g-Kreatinin-Werte dar. Die Protein/g-Kreatinin-Werte nahm durch die Behandlung mit Prednisolon und Cyclophosphamid als Erhaltenstherapie ab, unterlag aber Schwankungen. Bei dieser Patientin wurde 23 Monate nach der Diagnosestellung ein TEP-Wechsel durchgeführt. Danach wurden die kreatinin und Protein/g-Kreatinin-Werte, bei fortgeführter Immunsuppression, verbessert (Tabelle 3).

Tabelle 3: Die Nierenwerte bei TEP-GN 01 (Totalendoprothese dann Glomerulonephritis), Totalendoprothese (TEP), Glomerulonephritis (GN), Glomeruläre Filtrationsrate (GFR), Protein/Kreatinin in Gramm (g/g Krea).

TEP-GN01	bei Diagnose	akute Therapie	nach Therapie	Mittelwert
Kreatinin	300 µmol/l	125 µmol/l	95 µmol/l	173 µmol/l
Proteinurie	1,0 g/g krea	0,83 g/g krea	0,8 g/g Krea	0,87 g/g Krea
GFR	34 ml/min	47 ml/min	35 ml/min	38 ml/min

Abbildung 5 zeigt die Kreatinin-Konzentration (µmol/l) (schwarze Markierung) im Serum und Proteinurie (g/g Krea) (Blaue Markierung) bei dem Patient TEP-GN 02.

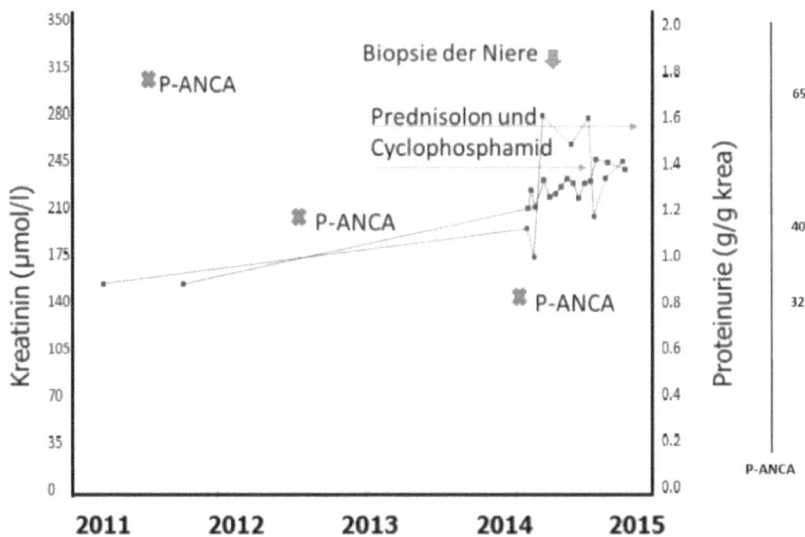

Abbildung 5: **Patient TEP-GN 02 mit Totalendoprothese danach Glomerulonephritis ‚p-ANCAs (perinukleäre-Anti-Neutrophile cytoplasmatische Antikörper).** *Anmerkung: Die Nierenwerte auf der Abbildung 5 wurden dem Universitätsklinikum Ulm Innere Medizin I entnommen.*

Die Daten basieren auf den Laborwerten des **Patienten TEP-GN 02**, die im Zeitraum von 2011 bis 2014 während unterschiedlicher stationärer Aufenthalte im Universitätsklinikum Ulm Innere Medizin I, bestimmt worden sind. Zu Beginn weisen die Kreatinin-Werte sehr hohe Spiegel auf. Dann begann die Therapie zum Zeitpunkt der Diagnose, **IgA-Nephritis**, nur mit Prednisolon und Cyclophosphamid als Immunsuppressiva. Im Verlauf dieser Therapie nahmen die Kreatinin-Werte langsam ab. Es wurde als Antikörper p-ANCAs sowohl ANAs in Serum nachgewiesen. Darauf folgte eine Nierenbiopsie wodurch die Diagnose IgA-Nephritis festgestellt werden konnte. Die Antikörper p-ANCA und ANAs nahmen im Rahmen der Behandlung kontinuierlich ab. Die Abbildung stellt auch die Protein/g-Kreatinin-Werte dar. Die Protein/g-Kreatinin-Werte im Urin nahmen durch die Behandlung mit Prednisolon und Cyclophosphamid als Erhaltungstherapie ab und unterlagen Schwankungen. Bei diesem Patient hat aber kein TEP-Wechsel stattgefunden. Unten in der Tabelle wurden die Nierenwerte nochmal deutlich dargestellt (Tabelle 4).

Tabelle 4: Die Nierenwerte bei TEP-GN 02 (Totalendoprothese dann Glomerulonephritis), Totalendoprothese (TEP), Glomerulonephritis (GN), Glomeruläre Filtrationsrate (GFR), Protein/Kreatinin in Gramm (g/g Krea).

TEP-GN02	bei Diagnose	akute Therapie	nach Therapie	Mittelwert
Kreatinin	150 µmol/l	160 µmol/l	240 µmol/l	183 µmol/l
Proteinurie	0,9 g/g krea	1,2 g/g krea	1,3 g/g Krea	1,1 g/g Krea
GFR	32 ml/min	25 ml/min	27 ml/min	28 ml/min

Abbildung 6 zeigt die Kreatinin-Konzentration (µmol/l) (schwarze Markierung) im Serum und Proteinurie (g/g Krea) (blaue / rote Markierung) bei der Patientin TEP-GN 03.

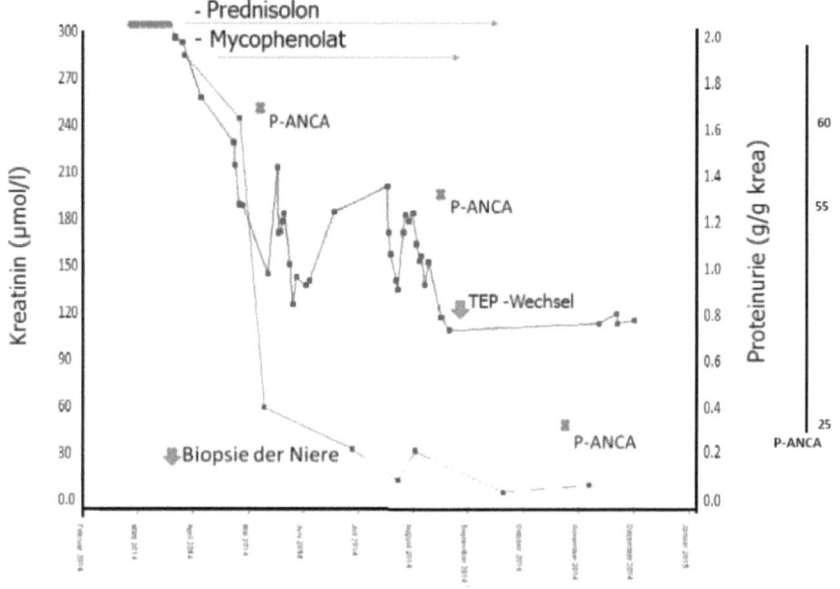

Abbildung 6: Patientin TEP-GN 03 mit Totalendoprothese danach Glomerulonephritis ‚p-ANCAs (perinukleäre-Anti-Neutrophile cytoplasmatische Antikörper). *Anmerkung: Die Nierenwerte auf der Abbildung wurden dem Universitätsklinikum Ulm Innere Medizin I entnommen.*

Die Daten basieren auf den Laborwerten der Patientin TEP-GN 03, die im Zeitraum von Februar 2014 bis Dezember 2014 während unterschiedlicher stationärer Aufenthalte im Universitätsklinikum Ulm Innere Medizin I, bestimmt worden sind. Zu Beginn wiesen die Kreatinin-Werte sehr hohe Spiegel auf. Dann begann die Therapie zum Zeitpunkt der Vorstellung, im Rahmen einer stationären Diagnose der **IgA-Nephritis**, mit Prednisolon und Mycophenolat als Immunsuppressiva. Im Verlauf dieser Therapie nahmen die Kreatinin-Werte langsam ab. Es wurden die Antikörper p-ANCAs und ANAs im Serum nachgewiesen, danach eine Nierenbiopsie wodurch die Diagnose **IgA-Nephritis** festgestellt wurde. Die p-ANCA und ANAs Antikörper nahmen im Rahmen der Behandlung kontinuierlich ab. Die Abbildung stellt auch die Protein/g-Kreatinin-Werte dar. Die Protein/g-Kreatinin-Werte nahmen durch die Behandlung mit Prednisolon und Cyclophosphamid als Erhaltenstherapie ab und unterlagen Schwankungen. Bei dieser Patientin wurde 5 Monate nach der Diagnosestellung ein TEP-Wechsel der Hüfte durchgeführt. Danach wurden die Kreatinin und Protein/g-Kreatinin-Werte, bei fortgeführter Immunsuppressiva, verbessert (Tabelle 5).

Tabelle 5: Die Nierenwerte bei TEP-GN 03 (Totalendoprothese dann Glomerulonephritis), Totalendoprothese (TEP), Glomerulonephritis (GN), Glomeruläre Filtrationsrate (GFR), Protein/Kreatinin in Gramm (g/g Krea).

TEP-GN03	bei Diagnose	akute Therapie	nach Therapie	Mittelwert
Kreatinin	300 µmol/l	110 µmol/l	115 µmol/l	175 µmol/l
Proteinurie	1,8 g/g krea	0,2 g/g krea	0,1 g/g Krea	0,7 g/g krea
GFR	18 ml/min	44 ml/min	31 ml/min	31 ml/min

Abbildung 7 zeigt die Kreatinin-konzentration (µmol/l) (schwarze Markierung) im Serum und Proteinurie (g/g Krea) (blaue / rote Markierung) bei der Patientin TEP-GN 04.

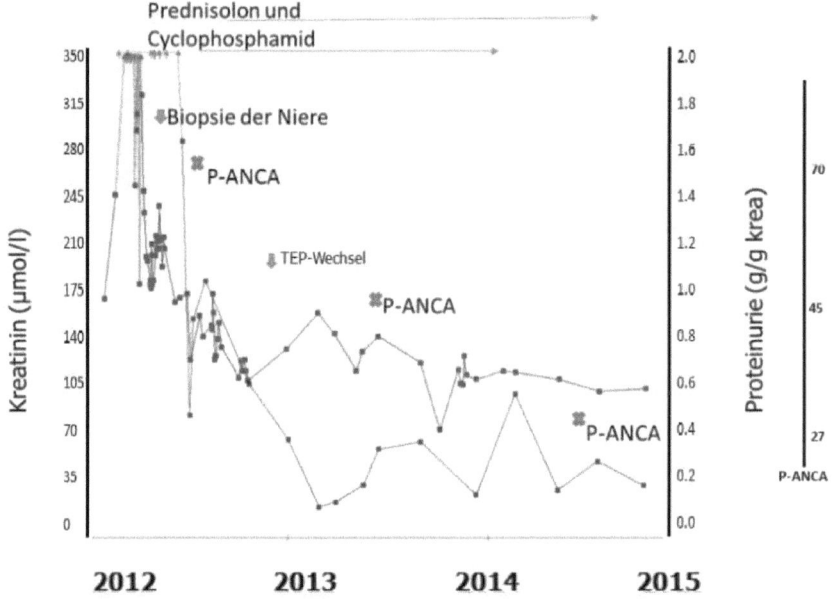

Abbildung 7: Patient TEP-GN 04 mit Totalendoprothese danach Glomerulonephritis ‚p-ANCAs (perinukleäre-Anti-Neutrophile cytoplasmatische Antikörper). *Anmerkung: die Nierenwerte auf der Abbildung 7 wurden dem Universitätsklinikum Ulm Innere Medizin I entnommen.*

Die Daten basieren auf den Laborwerten der Patientin TEP-GN 04, die im Zeitraum von 2012 bis 2014 während unterschiedlicher stationärer Aufenthalte im Universitätsklinikum Ulm Innere Medizin I, bestimmt worden sind. Zu Beginn wiesen die Kreatinin-Werte sehr hohe Spiegel auf. Dann begann die Therapie zum Zeitpunkt der Diagnose, im Rahmen einer stationären Behandlung von RPGN, mit Prednisolon und Cyclophosphamid als Immunsuppressiva. Im Verlauf dieser Therapie nahmen die Kreatinin-Werte langsam ab. Es wurde p-ANCAs und ANAs Antikörper im Serum nachgewiesen. Darauf folgte eine Nierenbiopsie wodurch die Diagnose RPGN festgestellt werden konnte. Die p-ANCA-Antikörper nahmen im Rahmen der Behandlung kontinuierlich ab. Die Abbildung stellt auch die Protein/g-Kreatinin-Werte dar. Die Protein/g-Kreatinin-Werte nahmen durch die Behandlung mit Prednisolon und Cyclophosphamid als Erhaltungstherapie ab. Bei dieser Patientin wurde 5 Monate nach der Diagnosestellung ein TEP-Wechsel der Hüfte durchgeführt. Danach wurden die Kreatinin und Protein/g- Kreatinin-Werte, bei fortgeführter Immunsuppressiva, verbessert (Tabelle 6).

Tabelle 6: Die Nierenwerte bei TEP-GN 04 (Totalendoprothese dann Glomerulonephritis), Totalendoprothese (TEP), Glomerulonephritis (GN), Glomeruläre Filtrationsrate (GFR), Protein/Kreatinin in Gramm (g/g Krea).

TEP-GN04	bei Diagnose	akute Therapie	nach Therapie	Mittelwert
Kreatinin	175 µmol/l	75 µmol/l	110 µmol/l	120 µmol/l
Proteinurie	2,0 g/g krea	0,7 g/g krea	0,6 g/g Krea	1,1 g/g Krea
GFR	37 ml/min	13 ml/min	33 ml/min	27 ml/min

Abbildung 8 zeigt die Kreatinin-konzentration (mmol/l) (blau/rote Markierung) im Serum und Proteinurie (g/g Krea) (schwarze Markierung) bei der Patientin TEP-GN 5.

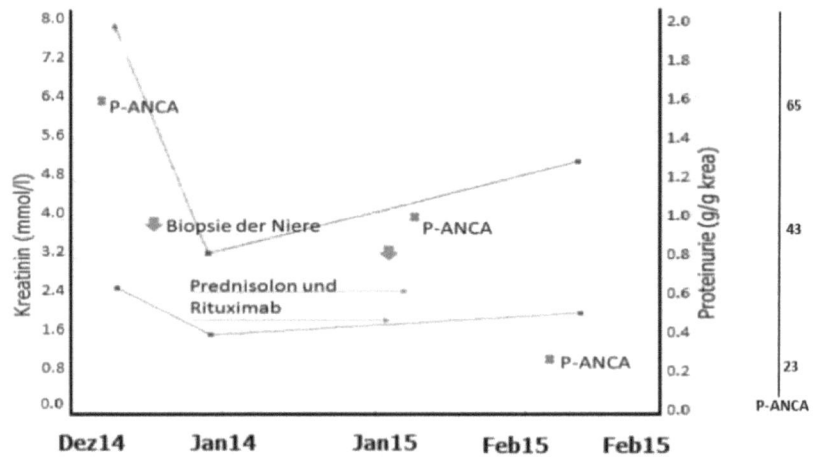

Abbildung 8: Patient TEP-GN 05 mit Totalendoprothese danach Glomerulonephritis „p-ANCAs (perinukleäre-Anti-Neutrophile cytoplasmatische Antikörper). *Anmerkung: Die Nierenwerte auf der Abbildung 8 wurden dem Universitätsklinikum Ulm Innere Medizin I entnommen.*

Die Daten basieren auf den Laborwerten der Patientin TEP-GN 05, die im Zeitraum von Oktober 2014 bis Januar 2015 während unterschiedlichen stationären Aufenthalten im Universitätsklinikum Ulm, Innere Medizin I, bestimmt worden sind. Zu Beginn wiesen die Kreatinin-Werte sehr hohe Spiegel auf. Dann begann die Therapie zum Zeitpunkt der Diagnose, im Rahmen einer stationären Behandlung von RPGN, mit Prednisolon und Rituximab als Immunsuppressiva. Im Verlauf dieser Therapie nahmen die Kreatinin-Werte langsam ab. Es wurden p-ANCAs und ANAs Antikörper im Serum nachgewiesen. Darauf folgte eine Nierenbiopsie wodurch die Diagnose RPGN festgestellt werden konnte. Die p-ANCA Antikörper nahmen im Rahmen der Behandlung kontinuierlich ab. Die Abbildung stellt auch die Protein/g-Kreatinin-Werte dar. Die Protein/g-Kreatinin-Werte nahmen durch die Behandlung mit Prednisolon und Rituximab als Erhaltungstherapie ab. Bei diesem Patienten hat kein TEP-Wechsel stattgefunden (Tabelle 7).

Tabelle 7: Die Nierenwerte bei TEP-GN 05 (Totalendoprothese dann Glomerulonephritis), Totalendoprothese (TEP), Glomerulonephritis (GN), Glomeruläre Filtrationsrate (GFR), Protein/Kreatinin in Gramm (g/g Krea).

TEP-GN05	bei Diagnose	akute Therapie	nach Therapie	Mittelwert
Kreatinin	8,0 mmol/l	3,2 mmol/l	4,8 mmol/l	5,3 mmol/l
Proteinurie	0,7 g/g Krea	0,4 g/g Krea	0,5 g/g Krea	0,5 g/g Krea
GFR	18 ml/min	14 ml/min	30 ml/min	20 ml/min

Abbildung 9 zeigt die Kreatinin-konzentration (μmol/l) (blaue Markierung) im Serum und Proteinurie (g/g Krea) bei dem Patient TEP-GN 06.

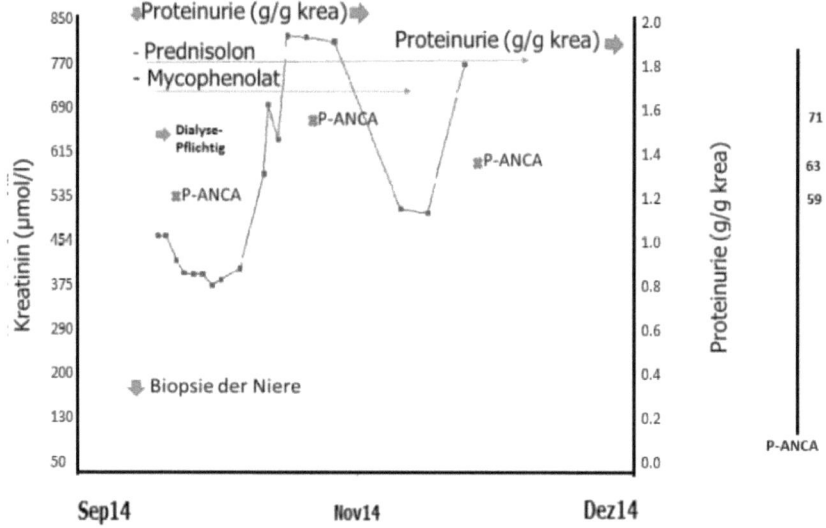

Abbildung 9: Patient TEP-GN 06 mit Totalendoprothese danach Glomerulonephritis , p-ANCAs (perinukleäre-Anti-Neutrophile cytoplasmatische Antikörper). *Anmerkung: Die Nierenwerte auf der Abbildung 9 wurden dem Universitätsklinikum Ulm Innere Medizin I entnommen.*

Die Daten basieren auf den Laborwerten des Patient TEP-GN 06, die im Zeitraum von September bis November 2014 während unterschiedlicher stationärer Aufenthalte im Universitätsklinikum Ulm, Innere Medizin I, bestimmt worden sind. Zu Beginn wiesen die Kreatinin-Werte sehr hohe Spiegel auf. Dann begann die Therapie zum Zeitpunkt der Diagnose, im Rahmen einer stationären Behandlung von RPGN, mit Prednisolon als Immunsuppressiva. Im Verlauf dieser Therapie nahmen die Kreatinin-Werte langsam ab. Es wurde p-ANCAs Antikörper im Serum nachgewiesen. Darauf folgte eine Nierenbiopsie wodurch die Diagnose RPGN festgestellt werden konnte. Die p-ANCA Antikörper nahmen im Rahmen der Behandlung kontinuierlich ab. Die Abbildung stellt auch die Protein/g-Kreatinin-Werte dar. Die Protein/g-Kreatinin-Werte nahmen durch die Behandlung mit Prednisolon und Mycophenolat als Erhaltungstherapie ab. Der Patient war bei Diagnosestellung dialysepflichtig und blieb dialysepflichtig trotz

Therapieversuch. Bei diesem Patienten hat kein TEP-Wechsel stattgefunden (Tabelle 8).

Tabelle 8: Die Nierenwerte bei TEP-GN 06 (Totalendoprothese dann Glomerulonephritis), Totalendoprothese (TEP), Glomerulonephritis (GN), Glomeruläre Filtrationsrate (GFR), Protein/Kreatinin in Gramm (g/g Krea).

TEP-GN06 /Dialysepflichtig	bei Diagnose	akute Therapie	nach Therapie	Mittelwert
Kreatinin	460 µmol/l	530 µmol/l	770 µmol/l	580 µmol/l
Proteinurie	2,0 g/g Krea	1,7 g/g Krea	1,6 g/g Krea	1,7 g/g Krea
GFR	11 ml/min	6 ml/min	5 ml/min	7 ml/min

Hier besserte sich bei allen Patienten TEP-GN 01 bis 06 der maximale Kreatinin-Wert im Mittelwert von 260 auf 215 µmol/l und die Proteinuire von 1,4 auf 0.8 g/g Krea. (siehe Tabelle 9 unten)

Tabelle 9: Der Mittelwert der Nierenwerte bei TEP-GN 01 bis 06 (Totalendoprothese dann Glomerulonephritis), Totalendoprothese (TEP), Glomerulonephritis (GN), Glomeruläre Filtrationsrate (GFR), Protein/Kreatinin in Gramm (g/g Krea).

TEP-GN 01 - 06	bei Diagnose	akute Therapie	nach Therapie
Kreatinin-Mittelwert	260 µmol/l	190 µmol/l	215 µmol/l
Proteinurie-Mittelwert	1,4 g/g Krea	0,8 g/g Krea	0,8 g/g Krea

4 Diskussion

Im Folgenden werden zunächst die Ergebnisse diskutiert. Anschließend folgen eine methodenkritische Auseinandersetzung und Schlussfolgerung.

4.1 Diskussion der Ergebnisse

Das Ziel dieser klinischen nicht-interventionellen retrospektiven Beobachtungsstudie ist, Patienten der Nephrologie hinsichtlich der Ursachen einer Glomerulonephritis nach einer Totalendoprothese-Operation von Hüfte oder Knie, zu untersuchen. Ein möglicher Zusammenhang wird erarbeitet und ist gegeben falls zu beschreiben.

4.1.1 Metallabrieb, Metallunverträglichkeit und Glomerulonephritis

Das Krankheitsbild der Glomerulonephritis wird durch eine immunologische Entzündung der Glomeruli verursacht. Als Ursache der Glomerulonephritis wird angenommen, dass lösliche Antigen-Antiköper-Komplexe in der Glomeruli hängenbleiben und über deren Aktivierung eine Lokale Entzündung auslösen. Die glomerulären Kapillaren werden dadurch verändert und der Filter beschädigt (Immunkomplexnephritis). Die Antigene können Medikamente, eine chemische Allergie aber auch Erreger wie Streptokokken, der Gruppe typ 12 sein. Eine Schädigung der Glomeruli könnte auch durch Metalltoxizität hervorgerufen werden. Die Glomeruli können durch Entzündungsreaktionen im Laufe der Zeit zerstört werden. Durch die Beschädigung des glomerulären Filters kommt es zu einer Permeabilitätsstörung wodurch eine Proteinurie und Ödeme entstehen können (Silbernagl 2013), (Cybulsky 2000), (Couser 1998).

Bei den Patienten **TEP-GN 01** (RPGN) **und TEP-GN 02** (IgA-Nephritis) wurde ein Metallabrieb, vor allem Spiegel von Kobalt, in Urin nachgewiesen. Dieser Metallabrieb wurde von TEP-Implantat gebildet. Es wurden hohe Nierenwerte, wie Kreatinin und Proteinkonzentration im Urin, bei den Patienten TEP-GN1 und 2 nachgewiesen. Zusätzlich waren bei beiden Patienten die Antikörper p-ANCA im Test positiv. Die metallischen Werkstoffe, die in einer Knie- oder Hüftgelenksprothese enthalten sind, unterliegen im Organismus chemischen und mechanischen Korrosionsprozessen. Dies geht zwangsläufig mit einer Erhöhung der Abriebpartikel und der Metallionenkonzentration im Blut einher. Strategien, die diese Art von Belastung vermeiden könnte, sind bis jetzt nicht bekannt (Menge 2011), (Luetzner et al. 2006 und 2007). Patienten die eine Metall-Metall-Gelenkprothese erhalten haben, entwickelten laut Studien eine Empfindlichkeit gegenüber Cobalt, Nickel und Chrom (Gawkrodger 2003), (Hart et al. 2014), (Wolfgang 2014), (Menge 2011), (Cohen 2012), (Forte et al. 2008), (Kusaka 1993). Laut einer weiteren Untersuchung wurden bei einigen Patienten Abriebpartikel gebildet, die zum Verschleiß und zur Lockerung der Gelenkprothese führten (Shetty et al. 2006). Hieraus könnte man vermuten, dass die Empfindlichkeit gegenüber Cobalt, Nickel und Chrom auf Grund von den Verschleiß und der Lockerung der Gelenkprothese entsteht.

Die Komplikationen von Gelenkersätzen sind vielfältig, wie zum Beispiel die aseptische Lockerung und der Protheseninfekt (Attinger et al. 2014). Die aseptische Lockerung führte in diesem Fall auch zur Entstehung der Abriebpartikel.

Eine hohe Menge an freigesetzten Metallionen, die aus der Gelenkprothese und später mit Urin ausgeschieden wurde, führte zu einer hohen Belastung im Nierengewebe, welche mit der Zeit mit Nierenschädigung einhergehen (Corradi et al. 2011), (Luetzner et al. 2006 und 2007). Diese Exposition der Metallionen verursacht möglicherweise und letztendlich eine Nephrotoxizität (Corradi et al. 2011).

Typisch für eine toxische Nierenschädigung ist eine aseptische Prothesenlockerung in Folge einer Entzündungsreaktion auf Abriebpartikel der Implantate zu beobachten (Margevicius et al. 1994), (Horowitz et al. 1993). Die Abriebpartikel wurden laut Studien durch Makrophagen phagozytiert und führten zu einer Ausschüttung von Zytokinen. Dieser Vorgang vermittelt eine Entzündungsreaktion mit damit verbundener Rekrutierung und Aktivierung von Osteoklasten. Die Osteoklasten sorgen für die Knochenresorption und verursachen somit eventuell eine Lockerung der Prothese. Bei diesem Vorgang scheinen die Zellen des erworbenen Immunsystems (T- und B-Zellen) beteiligt zu sein. Die Rolle der letzteren ist jedoch noch weitgehend unklar und ist Bestandteil laufender Studien (Schöberl 2008), (Forte et al. 2008), (Kusaka 1993). Des Weiteren wurde eine Überempfindlichkeit der körpereigenen Abwehrzellen (Lymphozyten) gegenüber Metallabrieb beschrieben (Hallab et al. 2005 und 2008).

In einer weiteren Studie wurde gezeigt, dass bei Patienten, die eine zementfreie Hüft-Totalprothese mit einem modularen Titan-Molybdän-Zirkon-Eisen-Stamm und einer Kobalt-Chrom-Molybdän-Kopf erhalten haben, sich ein Metallabrieb mit darauffolgender Überempfindlichkeit gegen Kobalt oder Chrom entwickelt hat. Diese

Überempfindlichkeiten kommen als Hautreaktionen vor. Zur Vergleichsgruppe konnte die Verwendung von Keramikköpfen dieses Risiko vermeiden (Kiran et al. 2015), (Weissinger et al. 2011).

Laut einer weiteren Studie induzierte ein zu hoher Spiegel an Chrom im Blut, nach einem Metall-Metall-Oberflächenersatz am Hüftgelenk, eine Dermatitis bei Nachweis von Langerhans-Zellen und Lymphknotenbefall. Drei Monate nach Austausch der Prothese durch Keramik verschwand, im Rahmen der obengenannten Studie die Dermatitis und die Lymphknoten verkleinerten sich. Darüber hinaus normalisierte sich im Serum der Spiegel von Chrom innerhalb von 24 Monaten nach Revisionseingriff. Die hohen Serum-Ionenkonzentrationen, in Folge von M-M-TEP, können eine Sensibilisierung vom Typ IV induzieren (Bizzotto et al. 2015).

Es wurde noch eine andere Veränderung der Metallionenspiegel im Serum und seine Auswirkung auf die Niere und das Immunsystem nach einer Metall-Metall-Gelenkprothese untersucht. Hierbei wurde eine signifikante Verminderung der Serumspiegel von CD3+, CD4+ und CD8+ Zellen sowie ein signifikant hoher Spiegel von INF-y nachgewiesen (Chen 2014).

Die Überempfindlichkeitsreaktion von M-M-TEP wurde als ALVAL-Syndrom (Aseptic Lymphocyte-dominated Vasculitis Associated Lesion) beschrieben (Davies et al. 2005). Bei dieser Genese findet man eine massive Ansammlung der Abwehrzellen um die Blutgefäße in der Gelenkschleimhaut (Menge 2011). Es wurde gezeigt, dass die Metallabriebprodukte von M-M-TEP für das Entstehen eines ALVAL-Syndroms verantwortlich sind und es wurde dieses ALVAL–SYNDROM als Allergie bezeichnet (Witzleb et al. 2007). Nach einer Totalendoprothese-Operation wurde bis jetzt auch ein Fall einer chronischen Kobaltvergiftung mit Hör- und Sehverschlechterung veröffentlicht, die nach Revision des Gelenkes reversibel war (Menge 2011).

Eine weitere Komplikation nach einer Hüftgelenksoperation ist eine akute interstitielle Nierenschädigung vor allem bei älteren Patienten, die einen längeren Krankenhausaufenthalt auch wegen mehrerer Begleiterkrankungen hatten (Ulucay et al. 2012).

Die Totalendoprothese der Hüfte mit Metall-auf-Metall-(M-M)-Gleitpaarungen wurde heutzutage entwickelt, damit die Haltbarkeit des Gelenkersatzes bei jüngeren Patienten verbessert werden kann sowie um die Gefahr von Dislokationen zu verringern. Allerdings kann es nach Implantation der M-M-TEP ein Abrieb von Metallpartikeln in dem Gelenkbereich entstehen, so dass Metallionen im Blut nachweisbar sind (Meyer 2014),(Robrecht 2013),(Cohen 2012), (Zylka-Menhorn et al. 2012),(Faensen 2011),(Smith et al. 2012), (Weissinger et al. 2011) , (Luetzner et al. 2006 und 2007).

Ein englisch-walisisches Endoprothesenregister kommt zum Ergebnis, dass eine erhöhte Rate von Revisionen nach Implantation einer M-M-Prothesentyps gab. Es wurde im The Lancet (Im The Lancet Online im Internet Stand 2012) eine Studie veröffentlicht, in der nachgewiesen wurde, dass das Risiko bei Patienten mit der Größe des implantierten Hüftkopfes zunahm. Man sieht auch eine Verbesserung der Ergebnisse bei den TEP mit Keramik-auf-Keramik-Gleitpaarungen trotz der zunehmenden Größe des Gelenkkopfes (Im The Lancet Online im Internet Stand 2012), (Meyer Online im Internet. Stand 2014), (Cohen 2012), (Zylka-Menhorn 2012). Zurzeit besteht die Möglichkeit einen Gelenkersatz aus einer Titan-Legierung zu implantieren, dabei zählt eine Titanprothese zu den beliebtesten Materialien für medizinische Implantate. Sie sind stabil, haltbar, gut verträglich und zeigten mittelfristig sehr gute Ergebnisse (Grotelüschen 2015).

Bei Patienten mit allergischen Reaktionen auf Kobalt-Chrom-Legierungen wurden erhöhte IgE-Serumspiegel gegen die metallischen Komponenten von Hüftimplantaten beschrieben (Merritt et al. 1996). Außerdem gibt es Berichte über Typ IV-Überempfindlichkeitsreaktionen nach Gell und Combs und aseptische Implantatlockerungen (Bizzotto et al. 2015), (Thomas et al. 2008), (Gawkrodger 2003). Desweiteren ist in der Literatur die Allergie auf Knochenzementbestandteile beschrieben (Thomas et al. 2008). Eine Kontaktsensibilisierung durch Metallimplantate scheint möglich zu sein, worauf Epikutanteste nach Implantat-Einbringung hinweisen (Gawkrodger 1993), (Waterman et al. 1985), (Kusaka 1993). Es wurde in einer Studie gezeigt, dass der Oberflächenersatz des Hüftgelenkes als alternatives Verfahren zur zementfreien Standardprothese (TEP), mit besserer Prognose sein kann (Rumler 2010).

Manche Bestandteile der TEP bestehen aus Cadmium. Cadmium induziert die Neusynthese des Metallionen-Proteins (Klaassen 2009), (Forte et al. 2008). Das am Protein gebundene Cadmium wird langsam von der Leber abgegeben und in den

Nieren eingelagert, wo es in der Nierenrinde gespeichert wird. Metallionen werden an niedermolekulares Protein gebunden durch die Glomeruli filtriert und von den proximalen Tubuli resorbiert. Mit der Zeit erfolgt auch eine Bindung des Cadmiums an hochmolekulare Nierenproteine und führt zu einer Tabulos-interstitiellen Nierenschädigung (Zota et al. 2014).

Bei einer chronischen Cadmiumexposition ist die Niere das empfindlichste Organ. Toxische Effekte auf den Nierentubuli (pathologische Ausscheidung von Mikroproteinen im Urin) treten bereits bei geringen Konzentrationen von Cadmium (in Urin) auf (Zota et al. 2014).

Wie beschrieben, gibt es einen Zusammenhang zwischen aseptischer Implantatlockerung und einer Metallimplantat-Unverträglichkeit. Dem folgt eine Überempfindlichkeitsreaktion vom verzögerten Typ, die eine Autoimmunerkrankung auslösen kann. Allerdings werden bereits in der Literatur sowohl die Pathophysiologie der Entstehung einer GN als auch der Zusammenhang von Metallunverträglichkeit, Allergie und Abriebpartikel beschrieben. Neu ist aber, dass ein Zusammenhang zwischen die Autoimmunerkrankung der Niere (GN) und der TEP besteht.

4.1.2 Infektion der TEP-Implantate und Glomerulonephritis

Bei Patienten **TEP-GN 3** (IgA-Nephritis) und **TEP-GN 4 bis 6** (RPGN) wurden unterschiedliche Bakterielle Infektionen im Blut nachgewiesen. Nach Abnahme der Abstriche im Wundbereich der Implantate von Patienten wurden verschiedene Bakterien, wie Staphylococcus aureus, Staphylococcus hominis, Streptokokken und Enterococcus faecalis nachgewiesen. Die Nierenwerte waren bei TEP-GN 3 bis 6 nach der TEP-Operation verändert. Als mögliche Antwort des Immunsystems auf die bakteriellen Infektionen wurden auch p-ANCA Antikörper im Blut nachgewiesen. Viele chronische Infektionen sind dafür bekannt, mit der Entwicklung von Autoantikörpern, einschließlich Kryoglobuline (IgM Antikörper gegen IgG), Rheumafaktoren, antinukleären Antikörpern und sogar neutrophilen cytoplasmatischen Antikörper (ANCA) in Verbindung gebracht zu werden, wobei entwickelte sich später eine Glomulerunephritis (Couser et al. 2014). Nach einem Hüft- oder Kniegelenkersetz sind Protheseninfektionen selten, stellen aber eine schwerwiegende Komplikation dar. In der Literatur wurde bereits beschrieben, dass die Infektionsrate von TEP etwa 1–2, 5

% bei Primärimplantationen beträgt und bei den Revisionseingriffen die Rate sogar relativ hoch ist (Marculescu et al. 2006), (Pulido et al. 2008).
Infektionen treten generell bei 0,5-5 % der Fälle nach der Implantation einer Endoprothese auf und stellen eine der schwerwiegendsten Komplikationen von künstlichen Gelenkprothesen dar. In Deutschland werden jährlich Etwa 300.000 Erstimplantationen für Hüft- und Knieprothesen mit einer gleichen Anzahl von frühen und späten Infektionen durchgeführt (Militz et al. 2010). Die Hauptkeime sind beispielsweise Staphylokokken und Enterokokken oder Mycobacterium tuberculosis, die entweder während der Operation oder später entlang der Drainagen oder über die Blutbahn an die implantierte Prothese gelangen (Förster 2014).
Einige Studien (Lindeque et al. 2014), (Anagnostakos et al. 2013) erwähnen Infektionen sogar als häufigste Komplikation nach einer Operation einer TEP (Hüft-Totalendoprothese) (Builes-Montaño et al. 2014). Die Patienten mit Rheumaarthritis haben ein höheres Risiko der Dislokation der Gelenke nach TEP. Außerdem weisen sie einem höheren Infektionsrisiko nach TEP im Vergleich zu anderen Patienten ohne Rheumaarthritis auf (Ravi et al. 2014).
Bereits beschrieben in der Literatur ist der Sachverhalt, dass Linezolid bei Behandlung von prothetischer Gelenkinfektion eine assoziierte akute interstitielle Nephritis verursachen kann (Savard et al. 2009). Es wurde auch ein Zusammenhang zwischen M-M-TEP Infektionen und Lymphom beschrieben (JOURNAL OF CLINICAL ONCOLOGY 2013).
Zu der Abhängigkeit von einer TEP-Operation wurde beschrieben, dass durch eine Enterococcus faecalis-Infektion und subakute bakterielle Endokarditis eine GN sich entwickeln kann (Fukasawa et al. 2012). Außerdem wurde noch ein Fall beschrieben, bei dem vier Wochen nach dem Beginn der MRSA-Infektion eine rasche progrediente Glomerulonephritis (RPGN) mit nephrotischem Syndrom aufgetreten (Okuyama et al. 2008).
Die Infektionen können bei Behandlung die Niere schädigen, zum Beispiel durch Antibiotika. Es wurden aber nur wenige Studien durchgeführt, die eine akute Nierenschädigung (AKI) nach Kniegelenksersatz (TKR) (Sehgal et al. 2014) oder ein akutes Nierenversagen und Nierenfunktionsstörung nach TEP (Jafari et al. 2010), (Liddle et al. 2014) zum Gegenstand der Untersuchung hatten.

Nach aller Literatur ist aber unklar, ob einen Zusammenhang zwischen TEP und GN gibt? Zunächst ist also die Frage, ob bei Infektion eines TEP-Implantat mit der Zeit und nach mehreren Wechseln der Prothese zu GN führt.

4.1.3 Prothesewechseln

Prothesenwechsel wurden bei TEP-GN 1, 3 und 4 nach festgestellter GN durchgeführt. Prothesenwechsel können bei der Behandlung von GN hilfreich sein, wenn die neue Prothese nicht wieder aus Metall-Metall bestehen. Der Prothese-Wechsel bei TEP-GN 3 und 4 waren auf Grund von Infektionen erfolgt, um auf diese Weise den Infekt zu behandeln sowie die Behandlung von GN zu verbessern. Die Annahme, dass vermehrte Infektionen nach TEP entstehen können, ist aber umstritten (Wongworawat 2013), (Macheras et al. 2011), (Lombardi et al. 2014). Bei TEP-GN 1 wurde die TEP wegen Abriebpartikel ausgewechselt. Die Folge von Abriebpartikel wie oben erwähnt und beschrieben ist ziemlich schlecht für die Niere. Wir empfehlen einen Prothese-Wechsel bei Nachweis von Abriebpartikel, um die GN zu behandeln. Aber ein neues Prothese-Implantat sollte TEP von M-M oder von Zement vermeiden (Robrecht 2013).

4.2 Diskussion der Methodik

4.2.1 Patientenauswahl

Zu der vorliegenden Studie wurde untersucht, ob eine Glomerulonephritis nach einer Operation einer TEP von einer Hüfte oder einem Knie entstehen kann. Die Frage ist, ob einen Zusammenhang zwischen beiden gibt. Bei der Untersuchung wurde nur 6 Patienten gefunden, die eine Glomerulonephritis nach einer Operation einer TEP von Hüfte oder Knie erlitten und die Kriterien erfüllten. Die anderen Patienten wurden von der Studie ausgeschlossen, weil die Patienten die Kriterien nicht erfüllt haben. Sie hatten eine Glomerulonephritis vor Totalendoprothese-Operation. Bei TEP-GN 1 bis 6 waren nach einer TEP Operation eine primäre Autoimmunerkrankung der Niere vor allem RPGN und IgA-Nephritis aufgetreten. Es wurden die Nierenwerte bei jedem Patienten beobachtet und geprüft, ob die Veränderung der Nierenwerte nach einer TEP gab. Nach einem Zeitintervall mit einem Mittelwert von 65 Monaten nach TEP-Operation war bei diesen Patienten eine Glomerulonephritis aufgetreten. Die Anzahl der untersuchten Patienten ist zu gering, weil die Studie nur auf den behandelten Patienten des Uniklinikums Ulm für Innere Medizin I beschränkt wurde. Das Alter der Patienten und Geschlecht war aber unterschiedlich. Das hat die Folge, dass die Ergebnisse nicht statistisch untersucht werden können.

4.3 Schlussfolgerung

Bei manchen Patienten kann nach einer Hüfte- oder Knie-TEP-Operation eine Glomerulonephritis als Komplikation entstehen, beispielsweise in Form der RPGN oder IgA-Nephritis. In der vorliegenden nicht-interventionellen, retrospektiven Beobachtungsstudie wurden die betreffenden Patientenakten und Laborergebnisse im Zeitraum von 2004 bis 2014 analysiert. Diese Patienten wurden an dem Uniklinikum Ulm auf der Station für Innere Medizin I behandelt. Hierbei wurde untersucht, inwiefern ein Zusammenhang zwischen der Implantation einer TEP an Hüfte oder Knie und einer nachfolgenden Glomerulonephritis hergestellt werden kann.

Von den 190 untersuchten Patienten mit einer Nierenerkrankung nach einer TEP-Operation, also nach einer Operation bei der eine Hüft- oder Knieprothese implantiert wurde, wiesen 30 Patienten eine primäre Autoimmunerkrankung der Nieren wie Tubulo-interstitielle Nephritis, RPGN ,IgA-Nephritis, Nephrotisches Syndrom, Nieren-Transplantation von TEP auf. Bei 6 Patienten **TEP-GN 1 bis 6** aus den oben erwähnten 30 Patienten, wurde nach einer Operation einer TEP der Hüfte oder des Knies, eine Glomerulonephritis beobachtet.

Die Daten dieser 6 Patienten wurden im Rahmen dieser Arbeit analysiert und in Diagrammen sowie Tabellen dargestellt. Bei den genannten 6 Patienten wurden nach einem Zeitintervall im Mittel 65 Monate (Standartabweichung 37 Monate vor Diagnosestellung) nach einer Hüft oder Knie-Operation eine Veränderung der Nierenwerte, beispielsweise Kreatinin-Werte, Proteinwerte sowie Positive p-ANCA Antiköper nachgewiesen. Des Weiteren wurden die Ergebnisse mit der Literatur verglichen um zu überprüfen, ob ein Zusammenhang zwischen Implantation einer TEP der Hüfte oder des Knie und einer nachfolgenden Glomerulonephritis, bereits beschrieben worden ist. Die Überprüfung ergab, dass bis zum Zeitpunkt der Anfertigung dieser Arbeit, noch kein Zusammenhang dieser Art beschrieben worden ist.

Allerdings gibt es bereits Berichte über allergische Haut-Reaktionen auf Metallstoffe des implantierten Produktes. Diese Reaktion entstand, sobald es zu einem Kontakt von Metall auf Metall kam (Bizzotto et al. 2015), (Menge 2011), welche durch den Abrieb eine Veränderung des Metallionenspiegels nach TEP-Operationen herbeiführte (Hart et al. 2014), (Corradi 2011), (Luetzner et al. 2006 und 2007). Aufgrund der hohen Menge freigesetzter Metallionen, aus der Gelenkprothese die im Urin ausgeschieden wurden, waren die Nierengewebe einer hohen Belastung ausgesetzt und dies verursachte mit der Zeit toxische Nierenschädigungen (Corradi 2011) und Entzündungsreaktionen (Hallab et al. 2005). Desweitern wurde die Entstehung einer Allergie auf Knochenzementbestandteil (Thomas et al. 2008) und in einer weiteren Literatur die Entstehung eines akuten interstitiellen Nierenversagens nach TEP beschrieben. Die Literaturrecherche ergab, dass es Berichte über Allergie bedingte Prozesse gibt, die ursächlich für eine Tubulo-interstitielle-Nephritis waren (Savard et al. 2009).

Weitere Literaturen beschreiben das Entstehen von Erkrankungen durch Infektionen nach einer TEP Implantation: als einziger Fall wurde eine Streptokokken-verursachten IgA-Nephritis beschrieben (Okuyama et al. 2008). Außerdem wurde über eine MRSA-Infektion mit Bakterieller Endokarditis, die im späteren Verlauf zu RPGN führte, berichtet (Fukasawa et al. 2012). Willert und Davies 2005 beschreiben die Überempfindlichkeitsreaktion von M-M-TEP als ALVAL-Syndrom (Aseptic Lymphocyte-dominated Vasculitis Associated Lesion).

Die vorliegenden Ergebnisse lassen mehrere Schlussfolgerungen bzw. Vermutungen zu:

1. Eine TEP von Metall-Metall könnte eine voraussichtliche Reaktion hervorrufen, die Metallpartikel durch den Metallabrieb frei werden lässt, welche im Anschluss zu einer Glomerulonephritis führen könnten.
2. Metallionen im Blut führen zu allergiebedingten Prozessen infolge einer Metallunverträglichkeit des Körpers. Somit kann daraus eine Glomerulonephritis resultieren.
3. Die Überempfindlichkeitsreaktion von M-M-TEP kann eine Vaskulitis zur Folge haben, wodurch es später zu einer Glomerulonephritis kommen kann.

4. Entstehende Infektionen wie zum Beispiel Streptokokken-Infektion nach einer Hüft-TEP oder Knieoperationen, könnten ebenfalls zu einer Glomerulonephritis führen.
5. Eine Alternative wie eine Keramik-Keramik-, eine Keramik-Polyäthylen- oder eine Metall-Polyäthylen-Paarung könnte eine erhöhte Metallionenkonzentration verhindern, wodurch sich folglich die Wahrscheinlichkeit des Entstehens einer Glomerulonephritis minimieren ließe.
6. Einen Gelenkersatz aus Titan-Legierung zu implantieren, zeigte mittelfristig gute Ergebnisse.
7. Ein Prothesenwechsel nach entstandener Glomerulonephritis könnte hilfreich sein, sofern die neue TEP nicht vom Typ Metall-Metall ist.
8. Es ist vermutlich ratsam, einen Oberflächenersatz, statt einer vollständigen TEP-Neuimplantation vorzunehmen, um postoperative Komplikationen so gering wie möglich zu halten.
9. Wir empfehlen daher einen Prothesenwechsel bei vorhandener Abriebpartikel, um einer Glomerulonephritis entgegenwirken zu können. Hierbei sollten Prothesen nach Typ Metall-Metall wie auch Implantate mit einer zementierten Verankerung vermieden werden.

Diese Ergebnisse sollten einen Anreiz dafür sein, die Forschung bezüglich Glomerulonephritis in Folge vorrangegangener gelenkersetzender Operationen der Hüften oder Knien in anderen großen Kliniken, nachhaltig voranzubringen.

5 Zusammenfassung

Das Ziel dieser klinischen nicht-interventionellen retrospektiven Beobachtungsstudie ist , Patienten der Nephrologie, bei denen nachweislich eine Glomerulonephritis nach Operation einer Totalendoprothese der Hüfte oder des Knie diagnostiziert wurde, zu untersuchen. Ein möglicher Zusammenhang ist zu erarbeiten und gegeben Falls zu beschreiben. Es wurden die betreffenden Patientenakten und Laborergebnisse im Zeitraum von 2004 bis 2014 analysiert. Diese Patienten wurden an dem Uniklinikum Ulm auf der Station für Innere Medizin I behandelt. Hierbei wurde untersucht, inwiefern ein Zusammenhang zwischen der Implantation einer Totalendoprothese an Hüfte oder Knie und einer nachfolgenden Glomerulonephritis hergestellt werden kann. Von den 190 gefundenen Patienten mit einer Nierenerkrankung und einer Totalendoprothese-Operation, also einer Operation bei der eine Hüft- oder Knieprothese implantiert wurde, wiesen 24 Patienten eine primäre Autoimmunerkrankung der Nieren zum Beispiel wie Tubulointerstitielle Nephritis, Rasch progressive Glomerulonephritis (RPGN) , IgA-Nephritis, Nephrotisches Syndrom sowie Nieren Transplantation vor Totalendoprothese auf. Bei 6 Patienten **TEP-GN 1 bis 6** (Totalendoprothese dann Glomerulonephritis) aus den oben erwähnten Patienten, wurde nach einer Operation eine Totalendoprothese der Hüfte oder Knie, eine Glomerulonephritis (RPGN, IgA-Nephritis) beobachtet. Wir haben aber nur die Patienten mit Glomerulonephritis untersucht, deren Glomerulonephritis nach einer Operation einer Totalendoprothese der Hüfte oder Knie aufgetreten ist.

Die Daten von diesen 6 Patienten (Mittel alter 54 Jahre) wurden im Rahmen dieser Arbeit analysiert und in Diagrammen sowie Tabellen dargestellt. Bei den genannten 6 Patienten wurden in einem Zeitintervall von einem Mittel 65 Monaten (Standartabweichung 37 Monaten) nach einer Hüfte oder Knie-Operation eine Veränderung der Nierenwerte, beispielsweise Kreatinin-Werte, Proteinwerte sowie Positive-Antiköper p-ANCAs nachgewiesen. Des Weiteren wurden die Ergebnisse mit der Literatur verglichen um zu überprüfen, ob es einen Zusammenhang zwischen Implantation einer Totalendoprothese der Hüfte oder des Knie und einer nachfolgenden Glomerulonephritis, bereits beschrieben worden ist. Die Überprüfung ergab, dass es bis zum Zeitpunkt der Anfertigung dieser Arbeit, noch kein Zusammenhang dieser Art beschrieben worden ist.

Allerdings gibt es bereits Berichte über allergische Reaktionen auf Metallstoffe des implantierten Produktes. Dies könnte eine Entzündung-Reaktion hervorrufen, die Metallpartikel durch den Metallabrieb frei werden lässt, welche im Anschluss eine Glomerulonephritis verursachen könnten. Eine weitere Veränderung der Metallionen im Blutserum führen zu allergiebedingten Prozessen infolge einer Metallunverträglichkeit des Körpers. Somit kann daraus auch eine Glomerulonephritis resultieren. Die Überempfindlichkeitsreaktion von Metall auf Metall-Totalendoprothese kann eine Vaskulitis zur Folge haben, wodurch es später zu einer Glomerulonephritis kommen kann.

Die entstehende Infektion, die das Immunsystem beeinflussen konnte, wie zum Beispiel Streptokokken-Infektion nach einer Hüft-Totalendoprothese oder Knieoperationen, könnte ebenfalls zu einer Glomerulonephritis führen. Ein Prothesenwechsel nach entstandener Glomerulonephritis könnte hilfreich sein, sofern die neue Totalendoprothese nicht vom Typ Metall-Metall ist. Wir empfehlen daher einen Prothesen-Wechsel bei vorhandenen Abriebpartikeln, um einer Glomerulonephritis entgegenwirken zu können. Hierbei sollten Prothesen nach Typ Metall auf Metall-Totalendoprothese wie auch Implantate mit einer zementierten Verankerung vermieden werden.

Zusammenfassend konnte ich sowohl in meiner Studie als auch in der Literatur noch keine eindeutigen Beweise bei nephrologischen Patienten für die Entstehung einer Glomerulonephritis nach Totalendoprothese-Operationen an der Hüfte oder dem Knie feststellen. Hinsichtlich dessen können jedoch Komplikationen nach einer Totalendoprothese-Operation wie der postoperative Metallabrieb, das Ablösen von Metallionen, Infektionen sowie eine Metallunverträglichkeit entstehen, welche unerlässlich das Immunsystem sowie auch die Nieren beeinträchtigen können. Diese Faktoren spielen in der Tat eine wesentliche Rolle im Zusammenhang mit einer Glomerulonephritis nach dem Implantieren einer gelenkersetzenden Prothese. Jedoch sind die Ergebnisse meiner Studie kritisch zu betrachten aufgrund der niedrigen Anzahl der Patienten, welche im Rahmen dieser Arbeit beobachtet werden konnten. Aus diesem Grund bedarf es sowohl weitere Studien als auch eine Abklärung und eine gegenseitigen Zusammenarbeit großer Kliniken untereinander, um ein treffendes Fazit schließen zu können.

6 Literaturverzeichnis

1. Attinger, M.; Siebenrock, K. (2014): Hüftgelenkersatz-Operationen. Grenze zwischen Normalverlauf und Komplikation. Total hip replacement: between normal rehabilitation and complication. *Praxis* 103, S. 1439–1446.
2. Anagnostakos, K, Mosser P, Kohn D (2013): Infections after high tibial osteotomy. Knee Surg Sports Traumatol Arthrosc 21, S. 161-169.
3. Baenkler H.W., H. Goldschmidt, J.-M. Hahn, M. Hinterseer, A. Knez : kurzlehrbuch Innere Medizin Nephrologie Glomerulonephritis ,in Stuttgart (Hrsg): Georg Thieme Verlag, (2015) , S 401-452.
4. Brückner, P. (2010): Hüft-Totalendoprothese. 1. Fachklinik für Physikalisch-Rehabilitative Medizin und Schmerzbehandlung Orthopädie (AHB). Online verfügbar unter http://www.hueft-gelenk.de/hueft-totalendoprothese/, zuletzt geprüft am 07.11.2014.
5. Buchborn E , H. Berning, N. Alwall, Nierenkrankheiten : entzündliche erkrankungen der Nierenglomerula ; in illustriert (Hrsg): Springer-Verlag 5 , 2013 .S 222-244.
6. Bizzotto, N.; Sandri, A.; Trivellin, G.; Magnan, B.; Micheloni, G. M.; Zamò, . (2015): Chromium-Induced Diffuse Dermatitis and Lymph Node Involvement by Langerhans Cell Histiocytosis after Metal-on-Metal Hip Resurfacing. *The British journal of dermatology* 172, S. 1633–1636.
7. Börsteken, B. was über Nierenerkrankungen wissen wollen. In: Börsteken, B. (Hrsg.).Köstlich essen bei Nierenerkrankungen: Georg Thieme Verlag (2013), S. 8-23
8. Builes-Montaño, C. Valderrama, C., Perez, C.; I, Gómez C. (2014): Infección por Mycobacterium tuberculosis en una prótesis de cadera, reporte de UN caso y revisión de la literatura. ÉAMycobacterium tuberculosis infection in a hip prosthesis, a case report and literature reviewÉU. *Revista chilena de infectología : órgano oficial de la Sociedad Chilena de Infectología* 31 , S. 473–476.
9. Chen, Z.; Wang, Z.; Wang, Q.; Cui, W.; Liu, F.; Fan, W. (2014): Changes in early serum metal ion levels and impact on liver, kidney, and immune markers following metal-on-metal total hip arthroplasty. *The Journal of arthroplasty* 29, S. 612–616.
10. Cohen, D. (2012): How safe are metal-on-metal hip implants? .*British Medical Journal* 344, S. e1410.
11. Corradi, M.; Daniel, J.; Ziaee, H.; Alinovi, R.; Mutti, A.; McMinn, D. J. (2011): Early markers of nephrotoxicity in patients with metal-on-metal hip arthroplasty. *Clinical orthopaedics and related research* 469, S. 1651–1659.
12. Couser, W. G. (1998): Pathogenesis of glomerular damage in glomerulonephritis. *Nephrology, dialysis, transplantation: official publication of the European Dialysis and Transplant Association - European Renal Association* 13, S. 10–15.
13. Couser, W. G.; Johnson R.J. (2014): The etiology of glomerulonephritis: roles of infection and autoimmunity. *Kidney international* 86, S. 905–914.
14. Cybulsky, A. V. (2000): Growth factor pathways in proliferative glomerulonephritis. *Current opinion in nephrology and hypertension* 9, S. 217–223.
15. Dannemann, O. (2014): Tubulointerstitielle Erkrankungen der Niere. Quizlet Inc. Online verfügbar unter http://quizlet.com/23105599/tb-nephrologie-tubulointerstitielle-erkrankungen-der-niere-flash-cards, zuletzt geprüft am 07.12.2014.
16. Davies, A. P.; Willert, H. G.; Campbell, P. A.; Learmonth, I. D.; Case, C. P. (2005): An unusual lymphocytic perivascular infiltration in tissues around contemporary metal-on-metal joint replacements. *The Journal of bone and joint surgery* 87, S. 18–27.
17. Durrani, Salim K.; Noble, Philip C.; Sampson, Barry; Panetta, Therese; Liddle, Alexander D.; Sabah, Shiraz A. (2014): Changes in blood ion levels after removal of metal-on-metal hip replacements: 16 patients followed for 0-12 months. *Acta orthopaedica* 85, S. 259–265.
18. Faensen M. (2011): Metall-Metallgleitpaarungen. Viel Alarm, wenig Information, zuletzt geprüft am 11.11.2014.

19. Forte, G.; Petrucci, F.; Bocca, B. (2008): Metal allergens of growing significance. Epidemiology, immunotoxicology, strategies for testing and prevention. *Inflammation & allergy drug targets* 7, S. 145–162.
20. Freeman, S.A. The National Institute of Diabetes and Digestive and Kidney Diseases (NIDDK) (2014): Glomerular Diseases. Online verfügbar unter http://kidney.niddk.nih.gov/kudiseases/pubs/glomerular/, zuletzt geprüft am 28.10.2014.
21. Fritz U. N., J. Pfeil, P. Biberthaler, Duale Reihe Orthopädie und Unfallchirurgie. In: Alexander Bob und Konstantin Bob Duale reihe (Hrsg.) Georg Thieme Verlag, (2014), S. 544-548.
22. Förster, P. (2014): Prothesen - Infektion. Westfalz Klinikum GmbH. Online verfügbar unter http://www.westpfalz-klinikum.de/e15882/e15878/e14230/e25640/e20081/e22081/index_ger.html, zuletzt geprüft am 28.12.2014.
23. Fukasawa, H.; Hayashi, M.; Kinoshita, N.; Ishigaki, S.; Isobe, S.; (2012): Rapidly progressive glomerulonephritis associated with PR3-ANCA positive subacute bacterial endocarditis. *Internal medicine* 51, S. 2587–2590.
24. Gawkrodger, D. J. (1993): Nickel sensitivity and the implantation of orthopaedic prostheses. *Contact dermatitis* 28 , S. 257–259.
25. Gawkrodger, D. J. (2003): Metal sensitivities and orthopaedic implants revisited. The potential for metal allergy with the new metal-on-metal joint prostheses. *The British journal of dermatology* 148, S. 1089–1093.
26. Geiger, H. Nierentransplantation. Nierenerkrankungen: Pathophysiologie, Diagnostik und Therapie. In: Jonas D, Lenz T, Kramer W (Hrsg.). Schattauer Verlag (2003), S. 236-336.
27. Gehring, G.(2014): Membranöse Glomerulonephritis. Online verfügbar unter http: http://www.gesundheits-lexikon.com/Nieren-Harnblase-Harnroehre/membranoese/,zuletzt geprüft am 11.11.2014.
28. Greten, H. Niere. Allgemein Niere Grundlage Innere Medizin. In: MVS Medizinverlage Stuttgart (Hrsg.).Georg Thieme Verlag (2010), S. 276-310.
29. Grotelüschen, V.F.(2015): Grundlagen für bessere Implantate. Titanprothesen im Neutronenstrahl. Online verfügbar unter http://www.deutschlandfunk.de/grundlagen-fuer-bessere-implantate-titanprothesen-im.676.de.mhtml?dram:article_id=308910, zuletzt geprüft am 08.03.2015.
30. Gumpert, N. (2014): Komplikationen der Hüftprothesen–Operation. Online verfügbar unter http://www.dr-gumpert.de/html/komplikation.html, zuletzt geprüft am 29.12.2014.
31. Gunter, W. (2014): Rasch progrediente Glomerulonephritis- ein nephrologischer Notfall. Online verfügbar unter https://www.aerzteblatt.de/download/files/2004/07/x0001164.pdf, zuletzt geprüft am 10.11.2014.
32. Hallab, N. J.; Anderson, S.; Stafford, T.; Glant, T.; Jacobs, J. J. (2005): Lymphocyte responses in patients with total hip arthroplasty. *Journal of orthopaedic research: official publication of the Orthopaedic Research Society* 23, S. 384–391.
33. Hallab, N. J.; Caicedo, M.; Finnegan, A.; Jacobs, J. J. (2008): Th1 type lymphocyte reactivity to metals in patients with total hip arthroplasty. *Journal of orthopaedic surgery and research* 3, S. 6.
34. Hans, P. (2007): Nephritis. MedicoConsult. Online verfügbar unter http://www.medicoconsult.de/wiki/Nephritis, zuletzt geprüft am 05.01.2015.
35. Hart, A. J.; Sabah, S. A.; Sampson, B.; Skinner, J. A.; Powell, J. J.; Palla, L. (2014): Surveillance of Patients with Metal-on-Metal Hip Resurfacing and Total Hip Prostheses. A Prospective Cohort Study to Investigate the Relationship between Blood Metal Ion Levels and Implant Failure. *The Journal of bone and joint surgery. American volume* 96, S. 1091–1099.
36. Hermichen, Honke G.; Endoprothese (Hüftgelenk), Gut leben mit dem neuen Hüftgelenk. In: Hermichen, Honke G. Stuttgart (Hrsg.),Georg Thieme Verlag 2001, S.37-60.
37. Horowitz, S. M.; Doty, S. B.; Lane, J. M.; Burstein, A. H. (1993): Studies of the mechanism by which the mechanical failure of polymethylmethacrylate leads to bone resorption. *The Journal of bone and joint surgery.* 75, S. 802–813.
38. Ionescu J. G.2014: Autoimmunerkrankungen, Provokationsfaktoren bei Autoimmunerkrankungen:Spezialklinik Neukirchen, online verfügbarunter http://www.spezialklinik neukirchen.de/index.php/menuautoimmunerkrankungen, zuletzt geprüft am 15.02.2015.

39. Ioannidis, E. (2011): Vaskulitis, Vaskulitiden. Rheuma Lexikon. Online verfügbar unter http://rheuma-selbsthilfe.at/Vaskulitis-Vaskulitiden.html, zuletzt geprüft am 28.11.2014.

40. Janeway, C.A.; P. Travers: Immunologie. In Heidelberg, Berlin (Hrsg) : Spektrum Akademischer Verlag, (1995), S 20 - 100.

41. Jafari, S. M.; Huang, R.; Joshi, A.; Parvizi, J.; Hozack, W. J. (2010): Renal impairment following total joint arthroplasty. Who is at risk? *The Journal of arthroplasty 53*, S.49-53.

42. Joachim, H. (2014): Eine Endoprothesnregister Deutschland (EPRD). Online verfügbar unter http://www.eprd.de/, zuletzt geprüft am 28.12.2014.

43. Kumar, A; Schoenstein, M; Balestat, G: Managing Hospital Volumes - Germany and Experiences from OECD Countries. OECD Health Division, Directorate for Employment, Labour and Social Affairs April 2013, online verfügbar unter: Http://www.finanznachrichten.de/nachrichten-2013-07/27334027-oecd-studie-zeigt-deutschland-fuehrend-bei-hueft-und-knie-ops-die-menschen-werden-immer-aelter-und-aktiver-007.htm, zuletzt geprüft am 08.02.2015.

44. Kalluri, R.; Meyers, K.; Mogyorosi, A.; Madaio, M. P.; Neilson, E. G. (1997): Goodpasture syndrome involving overlap with Wegener's granulomatosis and anti-glomerular basement membrane disease. *Journal of the American Society of Nephrology: JASN* 8, S.1795–1800.

45. Kiran, M.; Boscainos P., (2015): Adverse reactions to metal debris in metal-on-polyethylene total hip arthroplasty using a titanium-molybdenum-zirconium-iron alloy stem. *The Journal of arthroplasty* 30, S. 277–281.

46. Klaassen, C. D.; Liu, J.; Diwan, B. A. (2009): Metallothionein protection of cadmium toxicity. *Toxicology and applied pharmacology* 238, S. 215–220.

47. Klasen, J. Autoimmunerkrankungen .Den Gegner im eigenen Körper besiegen. In: Klasen, J, Stuttgart (Hrsg). Georg Thieme Verlag(2011), S. 40-80.

48. Klahr S, Schreiner G, Ichikawa I.: The progression of renal disease. In: N Engl J Med. 318 (Hrsg) 1988, S.1657-66.

49. Knecht, S. (2006). Online verfügbar unter http://www.chemie.de/lexikon/Endoprothese.html, zuletzt geprüft am 27.12.2014.

50. Korn, V. S. (2015): Glomerulonephritis. NetDoktor.de. Online verfügbar unter http://www.netdoktor.de/krankheiten/nierenentzuendung/glomerulonephritis/, zuletzt geprüft am 15.01.2015.

51. Kuhlmann, U. Diagnostische Maßnahmen bei Nierenerkrankungen. Pathophysiologie - Klinik - Nierenersatzverfahren: Georg Thieme Verlag (2008), S. 1-16.

52. Kuhlmann, U. Glomerulonephritis. Pathophysiologie - Klinik – Nierenersatzverfahren. In: Kuhlmann und Mitarbeiter (Hrsg.), Georg Thieme Verlag (2008), S. 33-79.

53. Kusaka, Y. (1993): [Occupational diseases caused by exposure to sensitizing metals]. *Sangyō igaku. Japanese journal of industrial health* 35, S. 75–87.

54. Lang F: Wasser und Elektrolythaushalt , Nierenfunktion. Basiswissen Physiologie. In: F. Lang, Universität Tübingen (Hrsg.). Springer-Lehrbuch (2007), S. 193-233.

55. Launay-Vacher V, Chatelut E, Lichtman SM, Wildiers H, Steer C, Aapro M; International Society of Geriatric Oncology. Renal insufficiency in elderly cancer patients: International Society of Geriatric Oncology clinical practice recommendations (2007) 8: S. 1314-1321.

56. Lab Tests online (2004): ANCA/MPO/PR3 Antibodies. Online verfügbar unter http://labtestsonline.org/understanding/analytes/anca/tab/test, zuletzt geprüft am 30.11.2014.

57. Liddle, A. D.; Judge, A.; Pandit, H.; Murray, D. W. (2014): Adverse outcomes after total and unicompartmental knee replacement in 101,330 matched patients. A study of data from the National Joint Registry for England and Wales. *Lancet* 384 , S. 1437–1445.

58. Lin, Jeff Chien-Fu; Wu, Cheng-Chun; Lo, Chi; Liang, Wen-Miin; Cheng, Chi-Fung; Wang. (2014): Mortality and complications of hip fracture in young adults: a nationwide population-based cohort study. *BMC musculoskeletal disorders* 15, S. 362.
59. Lindeque, B.; Hartman Z.; Noshchenko, Andriy; Cruse, Margaret (2014): Infection after primary total hip arthroplasty. *Orthopedics* 37, S. 257–265.
60. Lombardi, A. V., JR; Berend, K. R.; Adams, J. B. (2014): Partial two-stage exchange of the infected total hip replacement using disposable spacer moulds. *The bone & joint journal* 96, S. 66–69.
61. Luetzner, J.; Krummenauer, F.; Lengel, Attila M.; Ziegler, Joerg; W., Wolf-C. (2007): Serum metal ion exposure after total knee arthroplasty. *Clinical orthopaedics and related research* 461, S. 136–142.
62. Luetzner, J. (2006): Metallionenexposition bei Patienten nach Knie-TEP. GermanMedical Science Journal. Dresden, Germany. Online verfügbar unter http://www.egms.de/static/de/meetings/dgu2006/06dgu0156.shtml, zuletzt geprüft am 11.10.2014.
63. Macheras, G. A.; Kateros, K.; Galanakos, S. P.; Koutsostathis, S. D.; Kontou, E.; Papadakis, S. A. (2011): The long-term results of a two-stage protocol for revision of an infected total knee replacement. *The Journal of bone and joint surgery* 93, S. 1487–1492.
64. Marculescu, C. E.; Berbari, E. F.; Hanssen, A. D.; Steckelberg, J. M.; Harmsen, S. W.; Mandrekar, J. N.; Osmon (2006): Outcome of prosthetic joint infections treated with debridement and retention of components. *Clinical infectious diseases: an official publication of the Infectious Diseases Society of America* 42, S. 471–478.
65. Margevicius, K. J.; Bauer, T. W.; McMahon, J. T.; Brown, S. A.; Merritt, K. (1994): Isolation and characterization of debris in membranes around total joint prostheses. *The Journal of bone and joint surgery* 76, S. 1664–1675.
66. Marty, P.; Szatjnic, S.; Ferre, F.; Conil, J. M.; Mayeur, N.; Fourcade. (2015): Doppler renal resistive index for early detection of acute kidney injury after major orthopaedic surgery. A prospective observational study. *European journal of anaesthesiology* 32, S. 37–43.
67. Mayo, C.S: Diseases and Conditions, Glomerulonephritis. Online verfügbar unter http://www.mayoclinic.org/diseases-conditions/glomerulonephritis/basics/definition/CON-20024691, zuletzt geprüft am 25.11.2014.
68. McCleery, M. A.; Leach, W. J.; Norwood, T. (2010): Rates of infection and revision in patients with renal disease undergoing total knee replacement in Scotland. *The Journal of bone and joint surgery* 92, S. 1535–1539.
69. MedlinePlus: Kidney Diseases. Online verfügbar unter http://vsearch.nlm.nih.gov/vivisimo/cgi-bin/query-meta?v%3Aproject=medlineplus&query=+kidney+disease, zuletzt geprüft am 05.11.2014.
70. Menge, M. (2011): Endoprothesen und Metallionen – ein Problem? Online verfügbar unter http://www.prof-menge.com/berichte/11-Endoprothesen-und-Metallionen.pdf, zuletzt geprüft am 28.12.2014.
71. Merritt, K.; Rodrigo, J. J. (1996): Immune response to synthetic materials. Sensitization of patients receiving orthopaedic implants. *Clinical orthopaedics and related research* 326, S. 71–79
72. Meyer, R. (2012): Metall-auf-Metall-(MoM)-Gleitpaarungen. Online verfügbar unter http://www.aerzteblatt.de/archiv/124701/Metall-Hueftendoprothesen-Was-Aerzte-Patienten-raten-koennen, zuletzt geprüft am 07.11.2014.
73. Militz, M.; Bühren, V. (2010): Wechsel infizierter Knie- und Hüftendoprothesen. ÉAReplacement of infected knee and hip endoprosthesesÉU. *Der Chirurg; Zeitschrift für alle Gebiete der operativen Medizen* 81, S. 310–320.
74. Morawietz, L.; Krenn, V. (2014): Das Spektrum histopathologischer Veränderungen in endoprothetisch versorgten Gelenken. ÉAThe spectrum of histomorphological findings related to joint endoprostheticsÉU. *Der Pathologe* 35, S. 218–224.
75. Navin, J. (2013): Rapidly Progressive Glomerulonephritis (RPGN). Online verfügbar unter http://www.merckmanuals.com/professional/genitourinary_disorders/glomerular_disorders/rapidly_progressive_glomerulonephritis_rpgn.html, zuletzt geprüft am 05.11.2014.
76. Neumann, J. Immunbiologie: In: Neumann, J und Mitarbeiter (Hrsg). Eine Einführung: Springer Berlin Heidelberg (2008): 29-180

77. Nickel, S. (2011): Knieprothese. Welche Knieprothesen gibt es? Online verfügbar unter http://www.operation-endoprothetik.de/knie/knieprothese/, zuletzt geprüft am 07.11.2014.
78. Niereratgeber (2014). Online verfügbar unter http://www.nierenratgeber.de/nierentransplantation/themen/planung-wartezeit/aufklaerung.html, zuletzt geprüft am 06.03.2015.
79. Okuyama, S.; Wakui, H.; Maki, N.; Kuroki, J.; Nishinari, T.; Asakura, K. (2008): Successful treatment of post-MRSA infection glomerulonephritis with steroid therapy. *Clinical nephrology* 70, S. 344–347.
80. Pichlmay R. , Transplantaionschirurgie : Nierentransplantation und Immunsuppression , in Illustiert (Hrsg) , Springer-Verlag, 2013 , S. 225-254.
81. Pulido, L.; Ghanem, E.; Joshi, A.; Purtill, J.; Parvizi, J. (2008): Periprosthetic joint infection: the incidence, timing, and predisposing factors. *Clinical orthopaedics and related research* 466, S. 1710–1715.
82. Van Rhee R. , Komplikationen beim Gelenkersatz (2009) : Medizin & Wissen , online Verfügbar unter https://www.rheumaliga.de/fileadmin/user_upload/Dokumente/Hilfe_bei_Rheuma/Krankheitsbilder/Arthrose/mo012009_gelenkersatzop_komplikationen.pdf, zuletzt geprüft am 07.02.2015.
83. Ravi, B.; Croxford, R.; Hollands, S.; Paterson, J. M.; Bogoch, E.; Kreder, H.; Hawker, G. A. (2014): Increased risk of complications following total joint arthroplasty in patients with rheumatoid arthritis. *Arthritis & rheumatology* 66, S. 254–263.
84. Robrecht, R. (2013): Charakteristika von Patienten mit Metallimplantatallergie.Online verfügbar unter http://edoc.ub.uni-muenchen.de/16365/1/Robrecht_Ramona.pdf, zuletzt geprüft am 07.11.2014.
85. Rödel, S. (2014): Nebenwirkungen von Immunsuppressiva. Transplantationen Verstehen. Online verfügbar unter http://www.transplantation-verstehen.de/etappen/die-ersten-monate/immunsuppressiva.html?step=stage.3.3-suppressiva.3, zuletzt geprüft am 07.03.2015.
86. Rumler, K (2010): Der Oberflächenersatz des Hüftgelenkes als alternatives Verfahren zur zementfreien Standardprothese in der Therapie der Coxarthrose – Ein klinischer Vergleich der Frühergebnisse unter Einschluss der Metallionenproblematik. Heidelberg, zuletzt geprüft am 2014.
87. Savard, S.; Desmeules, S.; Riopel, J.; Agharazii, M. (2009): Linezolid-associated acute interstitial nephritis and drug rash with eosinophilia and systemic symptoms (DRESS) syndrome. *American journal of kidney diseases: the official journal of the National Kidney Foundation* 54, S. e17-20.
88. Schöberl, A. (2008): Immunhistologie von Nickel-Epikutantestreaktionen im Vergleich zu Proben aus Gewebe um revidierte unzementierte Chrom-Kobalt-Molybdän-Hüftendoprothesen. Online verfügbar unter http://edoc.ub.uni-muenchen.de/8043/, zuletzt geprüft am : 10.01.2015.
89. Sehgal, V.; Bajwa S. J.; Sehgal R.; Eagan, J.; Reddy, P.; Lesko, S. M. (2014): Predictors of acute kidney injury in geriatric patients undergoing total knee replacement surgery. *International journal of endocrinology and metabolism* 12, S. e16713.
90. Shaw, W. (2001): Das Immunsystem. Die Geheimnisse des Immunsystems. Online verfügbar unter http://www.greatplainslaboratory.com/german/immune.html, zuletzt geprüft am 27.12.2014.
91. Shetty, V. D.; Villar, R. N. (2006): Development and problems of metal-on-metal hip arthroplasty. In: *Proceedings of the Institution of Mechanical Engineers. Part H, Journal of engineering in medicine* 220, S. 371–377.
92. Siegenthaler, W. ;Niere und ableitende Harnwege . In: Siegenthaler, W., Blum, H.E. (Hrsg.).Klinische Pathophysiologie :Georg Thieme Verlag (2013), S. 945-955.
93. Silbernagel, S. ;Die Funktion der Niere. In: Klinke R, Silbernagl S, (Hrsg.). Klinke R. Physiologie : Georg Thieme Verlag (2010): 330-380.
94. Smith, A. J.; Dieppe, P. ; Vernon, K.; Porter, M.; Blom, A. W. (2012): Failure rates of stemmed metal-on-metal hip replacements. Analysis of data from the National Joint Registry of England and Wales. *Lancet* 379, S. 1199–1204.
95. Stuart, J F., Jared R.H., Paul W. M. (2010): Knie Replacement Implants. Online verfügbar unter http://orthoinfo.aaos.org/topic.cfm?topic=A00221, zuletzt geprüft am 07.11.2014.

96. Stürmer, K. M. (2014): Unfallchirurgische S1 Leitlinie „Bakterielle Gelenkinfektionen" ist aktualisiert. Online verfügbar unter https://www.medperts.com/region/germany/orthopadie-unfallchirurgie-blog/-/blogs/1032, zuletzt geprüft am 12.11.2014.
97. The Lancet (2011): Blind and deaf after total hip replacement? Online verfügbar unter http://download.thelancet.com/pdfs/journals/lancet/PIIS0140673609610588.pdf?id=aaak8i2TuGcAz9IHpHZMu, zuletzt geprüft am 28.12.2014.
98. Thomas, P.; Thomsen, M. (2008): Allergiediagnostik bei Metallimplantat Unverträglichkeit. Allergy diagnostics in implant intolerance. *Der Orthopäde* 37, S. 131–135.
99. U.S. Food and Drug Administration (2013): Hip Implants. Online verfügbar unter http://www.fda.gov/MedicalDevices/ProductsandMedicalProcedures/ImplantsandProsthetics/MetalonMetalHipImplants/ucm241594.htm, zuletzt geprüft am 29.10.2014.
100. Ulucay, C.; Eren, Z.; Kaspar, E. C.; Ozler, T.; Yuksel, K.; Kantarci, G.; Altintas, F. (2012): Risk factors for acute kidney injury after hip fracture surgery in the elderly individuals. *Geriatric orthopaedic surgery & rehabilitation* 3, S. 150–156.
101. Waterman, A. H.; Schrik, J. J. (1985): Allergy in hip arthroplasty. *Contact dermatitis* 13, S. 294–301.
102. Weissinger, M.; Grübl, A.; Pöll, G. (2011): Serum-cobalt levels with metal-on-metal bearings in the cement-free total hip arthroplasty results covering two years. Prospective study. *Acta chirurgiae orthopaedicae ET traumatologiae Cechoslovaca* 78, S. 410–415.
103. Willert, H. G.; Buchhorn, G. H.; Fayyazi, A.; Flury, R.; Windler, M.; Köster, G.; Lohmann, C. H. (2005): Metal-on-metal bearings and hypersensitivity in patients with artificial hip joints. A clinical and histomorphological study. *The Journal of bone and joint surgery. American volume* 87, S. 28–36.
104. Wirth, C.J. Komplikationen in Orthopädie und Unfallchirurgie: Komplikationen in Orthopädie und Unfallchirurgie: vermeiden, erkennen, behandeln. In: Wirth. CJ, Mutschler W. (Hrsg.). Georg Thieme Verlag (2010), S. 118-124.
105. Witzleb, W. C. Hanisch, U.; Kolar, N. Krummenauer, F.; Guenther, K. P. (2007): Neo-capsule tissue reactions in metal-on-metal hip arthroplasty. *Acta orthopaedica* 78, S. 211–220.
106. Wirtz DC: Endoprothetik: Orthopädie und Unfallchirurgie essentials. In: Ruchholtz S, Wirtz DC (Hrsg.). Georg Thieme Verlag KG Stuttgart (2010), S. 58-66.
107. Wolfgang, V. B.(2012): Zweifel an Sicherheit von Hüftimplantaten aus Kobalt-Chrom. NEU-ISENBURG (eis). Das britische Pendant zum BfArM - die Medicines and Healthcare products Regulatory Agency (MHRA) - rät Patienten mit einem speziellen Typ von Hüftendoprothesen, sich jährlich untersuchen zu lassen. Hg. v. Ärzte Zeitung. Online verfügbar unter http://www.aerztezeitung.de/medizin/krankheiten/skelett_und_weichteilkrankheiten/arthrose/default.aspx?sid=806606&cm_mmc=Newsletter-_-Newsletter-C-_-20120302-_-Arthrose%20, zuletzt geprüft am 25.12.2014.
108. Wongworawat, M. D. (2013): Clinical faceoff: One- versus two-stage exchange arthroplasty for prosthetic joint infections. *Clinical orthopaedics and related research* 471, S. 1750–1753.
109. Zota, A. R.; Needham, B. L.; Blackburn, E. H.; Lin, J.; Park, S. K.; Rehkopf .(2015): Associations of cadmium and lead exposure with leukocyte telomere length. Findings from National Health and Nutrition Examination Survey, 1999-2002. *American journal of epidemiology* 181, S. 127–136.
110. Zylka-Menhorn, V. (2012): Metall-Hüftendoprothesen: Was Ärzte Patienten raten können. aerzteblatt. Online verfügbar unter http://www.aerzteblatt.de/archiv/124701/Metall-Hueftendoprothesen-Was-Aerzte-Patienten-raten-koennen, zuletzt geprüft am 28.12.2014.

Danksagung

Als erstes möchte ich mich ganz herzlich bei meinem Doktorvater Herrn Prof. Dr. med. Keller für die Überlassung dieser Arbeit bedanken. Ich bedanke mich dafür, dass er mir ausgezeichnete Rahmenbedingungen schuf, damit ich diese Arbeit in der Nephrologie anfangen, durchführen und mit Erfolg beenden kann. Er hat es mir ermöglicht, selbstständig zu arbeiten und mir die Freiheiten eingeräumt um auch meine eigenen Vorstellungen von dieser Arbeit zu verwirklichen. Weiterhin möchte ich mich ganz herzlich bedanken beim Herrn cand. med. Dipl. Inf. Hashuka Huzurudin, M. Eng. Muneer Gaashan und Sebastian Steinig. Ein besonderer Dank gilt dem Herrn Abu Ajaj Eisi für die fortwährende Motivation.

BEI GRIN MACHT SICH IHR WISSEN BEZAHLT

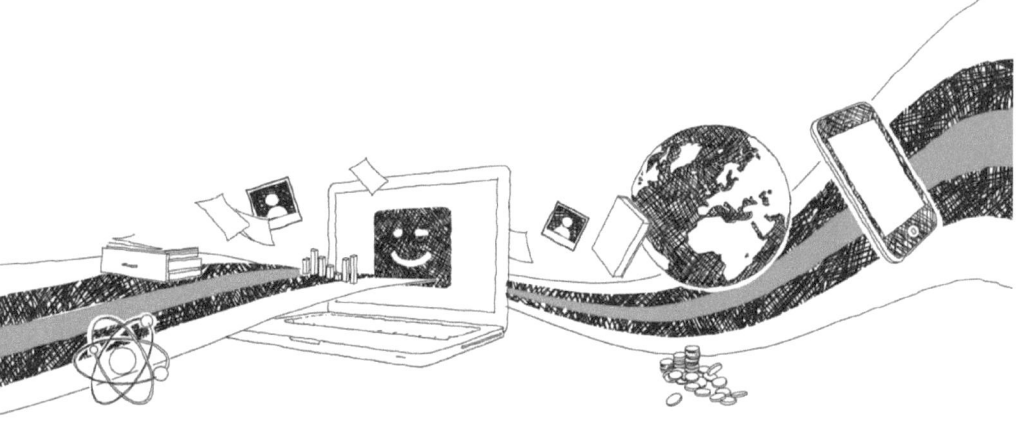

- Wir veröffentlichen Ihre Hausarbeit, Bachelor- und Masterarbeit

- Ihr eigenes eBook und Buch - weltweit in allen wichtigen Shops

- Verdienen Sie an jedem Verkauf

Jetzt bei www.GRIN.com hochladen und kostenlos publizieren

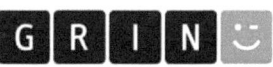